就像用金缮技艺修复破碎的瓷器，
这本书告诉你如何修复自己受损的人格

[英] 彼得·泰勒
(Peter Tyrer)
——— 著

战胜
人格障碍

仇剑崟 蒋文晖 等———
译

OVERCOMING
PERSONALITY
DISORDER

北京联合出版公司
Beijing United Publishing Co.,Ltd.

图书在版编目（CIP）数据

战胜人格障碍 /（英）彼得·泰勒著；仇剑崟等译．

北京：北京联合出版公司，2024.10. --ISBN 978-7

-5596-7732-7

Ⅰ . R749.910.5

中国国家版本馆 CIP 数据核字第 2024B2P020 号

北京市版权局著作权合同登记　图字：01-2024-3541 号

战胜人格障碍

作　　者：[英]彼得·泰勒

译　　者：仇剑崟　蒋文晖　等译

出 品 人：赵红仕

选题策划：北京时代光华图书有限公司

责任编辑：孙志文

特约编辑：刘冬爽

封面设计：新艺书文化

北京联合出版公司出版

（北京市西城区德外大街 83 号楼 9 层　　　100088 ）

北京时代光华图书有限公司发行

北京晨旭印刷厂印刷　　新华书店经销

字数 82 千字　　880 毫米 ×1230 毫米　　1/32　　6 印张

2024 年 10 月第 1 版　　2024 年 10 月第 1 次印刷

ISBN 978-7-5596-7732-7

定价：58.00 元

献给希瑟（Heather）和本（Ben），
他们第一次向我展示了人格障碍可以被完全治愈。

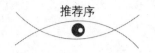

诊断及其超越

科学始于分类。人类理解自身精神疾病的重要成就，就是 ICD（世界卫生组织制订的国际疾病分类系统）和 DSM（美国精神疾病诊断标准）两个诊断系统所呈现的诊断标准和名称。其中，约 90% 的精神疾病分类或诊断都属于症状学诊断，但这并不是最终意义上的科学诊断，真正的科学诊断应该是病因学诊断。限于现在脑科学的发展水平，我们还无法对这些精神疾病做病因学诊断。

所以，在精神疾病的诊断上，我们现在面临着一个尴尬的局面：**的确有了诊断和分类系统，但我们却不能完全相信它。**

比如本书谈到的人格障碍。在上述诊断系统里，一个人如果具有某些人格层面的病理性特征，并表现出知、情、意（即认知、情感和意志）等方面的症状，便可确定为是人格障碍。在此一般性障碍的基础之上，如果显现出某些更精细的特征，则可被诊断为某一具体类型的人格障碍。很显然，这两个级别的分类都没有指出明确的病因。

精神分析学派对人格障碍的成因有详尽而精彩的论述，并对上述两个诊断系统有越来越大的影响。但是，真正的生物学层面的人格障碍诊断标准，仍然离我们较远。

在这样的历史局限性中，无论是医生还是患者，都不可以对绝大部分精神科诊断太较真。对这些诊断的正确态度是：**它们让我们知道了是怎么回事儿，也让我们知道了不过是怎么回事儿，然后该做什么就做什么，包括药物的或非药物的一切。**

对这些诊断太较真的弊端在于：涉嫌自我欺骗，忽略了它们只不过是无奈之举，也忘记了它们在病因学诊断出现之后可能的"灰飞烟灭"。从医患关系角度来看，这些诊断会导致巨大的情感隔离：那些名称犹如横亘在医者和患者之间的深沟巨壑，使他们变成了人类群体中也许离得最远的两类人，其令人伤感之处，尤甚于阴阳两隔。

本书提到了这些诊断对患者的污名化。唯有人品近佛之人，才会有此细腻之情、悲悯之心。改名是解决这一问题的选项之一，我个人倾向于这个选项，甚至希望每隔几年便改一批名称，以规避慢慢堆积在那些文字上的羞辱和恶性暗示。但是我也知道这不现实，原因之一是有些人的人格已经僵化，就会极力反对这些变化；还有一些人，则是害怕丧失贬低他人之后所获得的优越感。其实，污名不仅贬低了患者，也贬低了医生。请你想想，当一个人听到一个精神科医生的自我介绍后所出现的表情，你就明白了。

还有一个办法，是把诊断名称复杂化。比如，把人格障碍描述成"因遗传和环境等多种原因导致的性格特征群对正态分布的偏离"。但我估计同意这样做的人数量不会超过个位数。

本书作者则提到了另外一个选项，即让"人格障碍"变成一个不带污名化的词汇，方法是把它普遍化，让大家都看到，身边很多人都可能会被诊断为这一障碍。

犹如法不责众，对少数人才是污名化，如果对很多人，浓度降低了，承受起来就不会太难受。这真是个十分高明的方法。

下面讲一个真实的故事。我成为精神科医生后不久，认识了一个称得上"智慧"的同行。有一次他跟我说，在精神科从业人员中，人格障碍表现的丰富程度，远高于他们为之服务的病人群体。我当时听完便开始大笑，现在回想起来却觉得有点沉重，当然也有点欣慰。如果我们能够大方承认自身存在的一些人格障碍级别的毛病，那么投射到病人身上的羞耻感就会少很多。这种自我诊断方法，我可以毫不迟疑地从自己开始。

我甚至会带一点偏执型人格特征，幻想有朝一日，在精神科医生的从业标准中，除了专业内容之外，还必须有对自我进行类似人格障碍级别特征的描述，以及对自我这些特征的真实态度，并且要在理论和实践两方面考核其对待精神疾病患者的情感和态度情况。

有次在餐桌上，我有幸看到两个业内专家论战，当真精彩绝伦。片段之一是：

> 甲：我讨厌 ×× （某知名人士）。
>
> 乙：你为什么讨厌他？
>
> 甲：因为他偏执到了有病的程度。
>
> 乙：那你是作为一个普通人讨厌一个病人，还是作为一名精神病学专家讨厌你的所有服务对象？
>
> 甲：（沉思良久，似有所悟，没直接回答问题，反问道）难道你喜欢他？
>
> 乙：不。我也讨厌他。
>
> 甲：为什么呢？
>
> 乙：因为他比我有才华、有名气。

"人人都有病"这句话，不应只是漫画家的调侃之语，还应是一种带有自觉反思意味的全民共识，一种"同是天涯沦

落人"的相互体谅，以及在造物主视角下对人类残缺的精神
功能的悲悯。

本书作者，是撰写 ICD 诊断系统里人格障碍章节的负责
人。他在书中除了详尽讨论与诊断相关的问题之外，也描述
了如何治疗人格障碍。其中让我印象深刻的，是谈及一个人
对自身人格障碍的接纳。这个态度，既标志着治疗的开始，
也同样是治疗手段本身。因为否认一个东西的存在，在效果
上其实是维持它继续存在的最佳手段：**不看见便是保护，面
对即是改变。**

在一个理想的精神科医生或心理治疗师眼里，诊断也许
就像武林高手使用的招式，最终应该被完全遗忘掉，以达到
"无招胜有招"的境界。曾经有那么一段时间，在中国的各大
精神病院里，最高级别的院内学术活动之一，便是全部医生
聚在一起，讨论某个患者的症状学诊断到底是什么。但愿这
样的活动慢慢成为历史。

诊断的终极目的，也许并不是用来确定什么，而是用来

概念化一些注定要被忽略的已经凝固了的现象，以便开启一段没有任何确定性的疗愈之旅。

毕竟，不被任何东西隔离的关系，才是疗愈最重要的因素，也是其最重要的效果。

曾奇峰

写于香港

2024 年立春

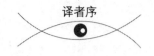

人格障碍诊断迎来新阶段

  我们翻译此书的中文版，最直接的原因有两点：首先，本书作者是 ICD-11 人格障碍诊断小组的组长，长期致力于人格障碍方面的治疗和研究；其次，是书名《战胜人格障碍》吸引了我们的注意力。

  人格障碍患者是精神科医生、心理咨询师和治疗师在工作中最常见到的一群来访者。2009 年，世界卫生组织根据 DSM-IV（即美国精神疾病诊断标准第四版）中的诊断标准，在 13 个国家中进行调查，其中人格障碍的患病率大约为 6%。据美国国家共病率研究中心 (National Comorbidity Survey,

NCS) 的调查数据显示，从 2001 年到 2003 年这 3 年间，在考虑共病的前提下，人格障碍的患病率为 9%。令人感到遗憾的是，目前对人格障碍的识别和治疗严重不足，例如共病人格障碍的抑郁症，其治疗效果只有预期的一半；与一般人群相比，酒精使用障碍中边缘型人格障碍的检出率高出 1.5 倍，重度酒精使用障碍中的检出率高出 2.5 倍。

　　理解人格功能和功能障碍是临床心理学和精神病学的核心，但在临床工作时，人格障碍犹如房间里的大象，医生们对它采取的往往是选择性忽视或回避态度。这其中存在两重原因：首先，是诊断问题。既往的 DSM-IV 和 ICD-10 采用的是依据临床症状表现的分类诊断标准，人格障碍被分成 3 个聚类组：奇特或古怪的 A 组（偏执型、分裂样和分裂型）；戏剧性、情绪化或不稳定的 B 组（边缘型、表演型、自恋型和反社会型）；焦虑或恐惧的 C 组（回避型、依赖型和强迫型）。

　　这样的分类诊断标准固然具有一定的表面效度，但其弊端也日益明显。如诊断标准的跨时间不稳定性；在人格障碍诊断上的重叠，很多患者都符合两种或三种人格障碍的诊断标准；缺少正常人格和病理性人格障碍的明确界限，等等。

其次，更为重要的是，现行的人格障碍诊断标准中缺少对人格障碍一般严重程度的评估，导致其产生了严重的后果——即造成对人格障碍的脸谱化、污名化。谈到人格障碍，人们脑海中经常会浮现出影视剧里那些冷酷凶残的犯罪分子、杀人魔王的形象，或者是那些情绪极度不稳定的、染上酒瘾药瘾的、行为冲动的麻烦制造者的形象。人格障碍就此被打上了不可治愈的标记。

很多学者认为，人格障碍是正常人格特质的社会性偏离和极端变异，并且人格障碍的社会功能水平决定了其治疗效果和预后情况。人格特质一般比较稳定，人格功能可以因治疗或者进入适当的生活环境而有所改善。正由于此，DSM-V和 ICD-11 对人格障碍的诊断迎来了革命性变革——维度诊断，即人格障碍的诊断需要符合两个标准：首先，是中度及以上的人格功能损害；其次，是一种及以上病理性人格特质，包括负性情感、分离、对抗、脱抑制、精神质或强迫（即人们熟知的大五人格特质的极端表现）。

其中，ICD-11 的变革最为彻底，完全放弃了原有的分类诊断标准，将人格功能分为以下 5 类：正常人格、人格困难、轻度人格障碍、中度人格障碍和重度人格障碍。显然，普通人群中出现人格困难、轻度人格障碍是很普遍的情况，例如在压力和应激下，或是在特定场合中，很多人的社会功能会存在明显困难。

本书是一本科普自助书籍，作者旨在传递他对于人格障碍的最新理解，消除人们"谈人格色变"的刻板印象。在书中，作者例举了一些历史上存在明显人格困难的名人，他们虽然自带各种问题，但最终还是实现了自我价值，如著名音乐家贝多芬等。

了解自己，了解人格和人格障碍的真正含义，你对于自身的困难和烦恼，以及出现的各种症状，将会有更加全面而立体的洞察和理解。同时，你对于人格困难或人格障碍的治疗会变得更加乐观开放，甚至能够自我帮助。就像作者在书中提到的适应与接纳治疗的内容：接纳自己的某些特质，"允许你做本来的自己，而不是你想成为的样子"，找到与你的人格特质更适配的工作或人际环境。希望你能向本书案例中提到的布伦达、克雷格、艾伦、莫林等人学习，把使你烦恼的特质转变成你的优势。因为即便是患有非常严重的人格障碍的希瑟，也能够从适应与接纳治疗中重新找回生活的希望。

　　本书由我们团队的5位成员共同翻译。我们团队长期从事人格障碍的诊断和研究工作，致力于引进和发展人格障碍的最新评估和治疗方法。我们深感普通人，甚至是专业人员对于人格障碍的误解和无力感，并由此产生了诸多不良后果。愿将此书献给正在与人格障碍抗争的所有患者和专业人员。

仇剑崟

2024 年 2 月 16 日

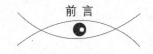

战胜人格障碍：方法在你手中

我为什么要写这本书？因为我越来越受不了有些人说人格问题是不存在的。这些人坚持认为诊断结果对他们来说只是一个污名化的标签，所有被贴上这种标签的人只能遭受痛苦，没有一点积极的作用。

但在我看来，目前全球范围内至少有三分之一的人都有人格问题，并因此生活在痛苦之中，而且他们通常不了解自己产生痛苦的原因。我写这本书，就是想请他们"睁开双眼"，发现自己存在的问题，并为他们提供一条继续前进的道路。

你是这个群体中的一员吗？你可能认为自己不是。在做出判断之前，请你先认真阅读本书。读完后你就会意识到，你或是你认识的很多人可能都存在人格问题。假如你碰巧只认识两个或不足两个人存在人格问题，那么你大概率会认为自己不处于人格障碍的困境中。当然，也可能是因为你本身具有人格问题，才导致你得出上面这个结论。

我把本书的出版日期定在了 5 月 25 日，这一天也是国际人格谱系日（International Personality Spectrum Day）。这个日期其实是由一个组织决定的，他们致力于发现治疗人格障碍的新方法。我诚挚邀请所有人在这一天来一起庆祝人格多样化的发展成果。我相信如果没有人格多样化带来的巨大推动力，那么人类将毫无前景可言。

我在前文提到过，全球有三分之一的人都有人格问题。你觉得这个结论难以置信吗？我敢打赌你是这么认为的。你可能觉得得出这个结论的是那些"疯狂"的精神科医生，他们看起来什么都不知道，也什么都不做，却试图接管整个世界。但请你先等一等，在一个死寂的夜晚之后，在医生们被认定为事后诸葛亮，成为一个糟糕的笑话之前，请你先问自己下面这几个问题：

1. 别人有时会让你感到情绪低落吗？

　　是　　否

2. 你经常觉得生活不值得过下去吗？

　　是　　否

3. 你经常主动回避那些难以相处的人吗？

　　是　　否

4. 别人会说你太过情绪化吗？

　　是　　否

5. 工作中有许多人让你感到恼怒吗？

　　是　　否

6. 你希望与他人相处得更好吗？

　　是　　否

7. 你认为有些人对你怀有恶意吗？

　　是　　否

8. 你觉得自己很难交到朋友吗?

　　是　　　否

在上面这些问题中，你回答了多少个"是"？如果答案"是"的个数在两个或者两个以上，那么你就很可能存在一些人格问题。

这些问题根据对象的不同，分成两个部分。其中，奇数编号的问题主要与他人有关，偶数编号的问题则与你自己有关。这些问题中会存在一些交叉重叠的部分，这并不奇怪，因为人格问题不是孤立发生的，它涉及你在社会中与其他人的互动和交流。

想要解决"人格障碍从何而来"这个问题，你需要通过进一步的阅读，才能找到最终的答案。这里我要强调的是，如果你对上面这些问题的回答是"是"，就表明你目前存在一定程度的痛苦和不安；如果你的回答是"否"，就表明你并没有痛苦和不安。

先不要去想这是否代表你得了一种疾病：只要你感受到

了痛苦，你的这种感受就应该得到承认。比起一般情况下只持续较短一段时间的感冒或发烧，上面提到的这种痛苦通常要严重得多，所以不应该被忽视。此时此刻，也没有必要为你的痛苦过早地贴上标签。在后面的章节中我会讲到，为什么有必要在这些让你感到痛苦的问题变得愈发严重时，以某种方式给它们贴上标签。

你现在可能依然感到困惑，为什么回答"是"，便意味着自己存在某种潜在的人格问题呢？请看下面这个例子。

"工作中有许多人让你感到恼怒吗？"（Do many people at work annoy you?）这个问题似乎并不罕见，很多人在工作时都会出现这种感觉。这里的关键词是**"许多"**（many）。我会见过一位容易紧张的年轻女性，她在一间开放式办公室工作。这间办公室内的大多数同事都是男性，他们针对她的外表发表过一些有性别歧视含义的评论。比如，当她试图调整自己办公桌的摆放位置，以便其他办公桌可以挡住自己时，他们开始不停地嘲笑她："害羞的贝蒂现在正在做什么呢，伙计们？我敢打赌她只是在涂指甲油。"她向老板投诉这些问题时，却并未得到严肃对待，而是被告知："他们只是和你开个玩笑而已。""你知道的，年轻人都爱这样做。"

看完这个例子，你可能会认为老板是对的，她应该继续忍耐下去。但是，当这种行为已经给脆弱的个体（贝蒂）带来明显痛苦时，继续这种行为的人就不仅仅是"正常的性别歧视"了。无论他们的本意是什么，他们的行为都带有麻木不仁和施虐的成分。这不再只是一个玩笑，它表明在这间办公室里有一些男性的人格已经变得失调。

"你经常觉得生活不值得过下去吗？"（Do you often think that life is not worth living?）这绝对是一个私人化的问题，有这种想法的人通常会被认为是抑郁的。他们确实会表现出抑郁的状态，其背后的原因往往与人格有关，而且人格很可能是一股重要的驱动力量。

如果你完全不能适应社会生活，或者你在生活中没有任何目标或规划，也没有朋友可以求助，那么你很容易认为自己的生活非常糟糕。你的生活就像是在一直重复下面这句话：
"生命是一种不治之症，总是以致命的结局结束。"（Life is an
incurable disease that always ends fatally.）这肯定不会让
你的感觉变得更好。所以，表面上反复出现的抑郁情况往往
意味着你的人格出现了问题，这才是在幕后操控傀儡的主人。

如果你认为生活不值得自己为之付出努力，那么这种想
法可能来源于你的人格，以及它与各种环境互动的直接结果。
你的感觉变化可能和周围人的做法有很大关系，你所住的地
方可能会让这些感觉变得更糟，而一想到悲惨的未来，你的
绝望感只会成倍增加。

无论你对人格困难或人格障碍有何看法，都不要假装它
们与你无关，也不要接受下面这样的观点——你的人格问题
是私密和个人的，永远不要对它投入太多关注度，甚至最好
不要承认它。你可以不向他人透露任何有关你对自己人格的
看法，但你应该了解自己的人格。如果你能够明白这些道理，
那么你就有可能更好地理解自己，何乐而不为呢？

这本简洁的小书概要地解释了什么是人格障碍，它的意义是什么，为什么它对你很重要。之后，你可以用适应与接纳治疗（adaptive and acceptance therapy，AAT）的原理和方法来纠正与之相关的任何问题。我相信你以前已经读过类似的书籍，而这又将是一本由一个"头脑发热"的人撰写的告诉你如何改变世界的书。你可能会觉得这个人极度自我，除此之外一无所长，甚至可能没有资格对这个话题发表任何看法。

这里我至少可以反驳最后一点。近六十年来，我一直对人格障碍的话题感兴趣，并对人格障碍患者进行了大量的研究和治疗。现在的我自觉比以往任何时候都更有能力提供相关建议，因为我通过实践获得了更多的经验，也有了更多的科学依据。而且，我不光是一个人在埋头工作，还密切参与了新的国际疾病分类（ICD-11①）[1]中有关人格障碍部分的修订工作。这份工作有助于让每个人都意识到：**无论人们对人格**

---

① ICD-11 是世界卫生组织最新发布的国际疾病分类系统，于 2022 年 2 月 11 日正式生效。——编者注

障碍有何看法，它都不应该被掩盖，也不应该被误认为是一个只会让人被污名化的荒谬且危险的怪物。

在本书的结尾，我还列出了一些参考文献，给那些怀疑我说过的话、认为我写的内容只是个人偏见的人参考。这些参考文献代表了独立的证据——用来说明我的这本书是基于这些研究得出的结论，而不是凭空猜测。

有一点我必须承认，就是我自己的人格也是有缺陷的。我以前写过此类文章[2]，其中应该能看出我的幽默感。但在很多人看来，幽默感可能是我的人格不敏感的一种表现形式，他们可能会认为，这是我在应对不寻常的人格所带来的困难和看似棘手的问题时的自我保护措施。

我要为此而道歉，我不能假装与有人格障碍的人会面是无趣的、没有任何乐趣可言的。我的第一位患者是喜剧演员斯派克·米利根（Spike Milligan）。说他是我的患者其实并不太准确，因为当时我还是个医学生。我曾在斯派克家做园丁，我与他的互动经历是我第一次在生活中清晰地感觉到人格障碍的存在。

在涉及斯派克的书中，尤其是我珍爱的已故同事安东尼·克莱尔（Anthony Clare）所著的书[3]中，提到了许多斯派克存在的精神健康问题，如抑郁症、双相情感障碍、疑病症等，但它们都没有提到人格障碍。在这些书中，安东尼·克莱尔的书写得最全面，虽然它详细描述了斯派克的抑郁症和双相情感障碍情况，却完全没有提到人格障碍。不提及这一点当然可以理解，因为在当时提到人格障碍可能会被理解为是对这个人的诋毁和侮辱，尤其是在写出那本书的1994年。其实，斯派克的抑郁和双相情感障碍症状，在一定程度上是由他的古怪、诙谐、无条理、愤怒、偶尔刻薄和有报复心的人格共同造成的结果。

请注意，以上两者是相关联的，他的人格既是他喜剧天赋的源泉，也造成了他抑郁和双相情感障碍的不良后果。他展示了人格障碍可能对自己和他人的好处，尽管有时也会反作用于他自己。

至于我作为他园丁的经历，则可以明显看出他并不是一个好雇主。因为没有什么事能让他完全满意，他还会不停地改变主意，对园艺有着非常独到的见解，而这些观点在任何教科书中都找不到出处。此外，他还喜欢拖欠工资，直到受到法律诉讼的威胁才肯支付。

现在，让我以一首有关斯派克的诗来结束这一部分内容，这首诗结合了我作为他的雇员时的所有感受（包括沮丧的和愉悦的），同时也展现了幽默感在处理与人格问题相关的难题时所发挥出的重要作用。在这一点上，我相信斯派克也会完全同意我的看法。

园丁的哀叹

我是斯派克·米利根的园丁，

我从未见他笑过。

尽管我示意其支付定期账单，

但他只是偶尔付钱。

当我修剪他的草坪时，他开始抱怨，

说我修剪得不好。

我绝望地说，

"我已按你说的只修剪到西蓝花的角落。"

"别傻了，"他跳了起来，

"西蓝花需要空间来生长，

它需要展开自己的翅膀，

作为我的园丁，你应该知道这一点。"

然后他开始咒骂我，越来越甚。

他需要多汁的小花，

蔓延在整个草地上，

我想他一定是得了图雷特综合征①。

但在我每周的徒步旅行中，

我很快意识到，

他一直都是这个样子。

他就是典型的斯派克，

而我所做的一切都只是罪行。

---

① 图雷特综合征又名抽动秽语综合征。——译者注

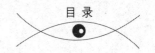

目 录

第一篇　重新认识人格障碍

第二篇　治疗人格障碍的新方法

世人有一个共同的天性。

One touch of nature makes the whole world kin.

————

威廉·莎士比亚 (William Shakespeare)

第一篇

重新认识人格障碍

第一章

人格障碍指什么

新人格障碍谱系

在阅读本章时，我希望你忘掉对"人格障碍"这个词语任何先入为主的看法。这是因为我想让你以一种完全不同的视角来重新看待人格（见图 1-1）。

正常人格	人格困难	轻度人格障碍	中度人格障碍	重度人格障碍
没有存在功能障碍的证据	在分散的几个情境中存在功能障碍	存在持续的功能障碍，但仍有完整的生活状态	有更为严重的功能障碍，对自己或他人存在危险	出现极度严重的功能崩溃情况

图 1-1　人格障碍谱系示例

是的！无论我们如何看待人格类型、人格困难或人格障碍，它们其实都在同一个谱系上。"世人有一个共同的天性"，这是我在本书开头引用自威廉·莎士比亚的一句话。这句话中的"天性"指的并不是目前心理学意义上的人格，但应该包括了一部分相似的内容。

我们无法回避的是，所有人其实都在图 1–1 所示的谱系中，只是位置有所不同。现阶段你当然可以忘掉这些标签，但它们确实可能会让你产生思考，想把自己和周围人放在谱系中的某个位置上。（这甚至可以成为聚会中的一个消遣活动，正如我发现的那样——人们尽量避免评估自己的人格，但非常喜欢评估他人的人格。）

这个谱系总结了《国际疾病分类》第 11 次修订版（通常缩写为 ICD-11）中的人格障碍分类情况，而 ICD-11 也已于 2022 年后在世界各国推出。因此，我们注定无法逃脱这个谱系。

本书不会具体描述 ICD-11 中所有精神疾病变化的细节 [4]，对于以往人格障碍经常使用的标签，如表演型（histrionic）、自恋型（narcissistic）、反社会型（antisocial）、精神变态型（psychopathic）和精神分裂型（schizoid）等描述都将被抛弃。

当然美国除外，他们坚持继续使用这些词语。上面这些描述词语都属于人格障碍的不良标签，它们几乎没有提供任何有效信息，却给患者带来了污名化的结果。而且从根本上来说，这些表述就是错误的，因为它们让我们所有人都变成了虚拟的卡通形象，完全忽略了现实的基础。

人格困难

下面让我们聊一聊人格困难。请你问问自己问卷 1 中的基础问题，如果你愿意的话，也可以向你熟悉的人问问这些问题。（注：××代表你或你选择问的那个人。）

◦问卷 1◦

向 ×× 询问的问题	进一步的询问	得出结论
×× 与他人相处时是否存在困难？	如果回答"是"，那么是与许多人都相处困难？还是只与某一两个人相处困难？	如果回答"许多人"，则可能存在人格问题。

续表

向 ×× 询问的问题	进一步的询问	得出结论
这些困难是否已经存在很长时间了？	如果回答"是"，那么这些困难是否对这个人或他人产生了负面影响？	如果这两个问题的回答都是"是"，则可能存在人格问题。
这些困难是否只在特定情况下才会显现出来？	如果回答"是"，那么一般会在哪些情况下出现？多久出现一次？	如果只在少数情况下出现，那么这个人的人格问题可能比较轻微。
这个人是否能意识到，这些困难会对他人产生影响？	如果这个人不能意识到他对他人产生了影响，这是否因为他不知道其他人的处事方式？	如果很难理解他人或者根本不能理解他人，说明这个人的人格问题比较严重。
这些困难是否做出了提示，会对 ×× 或他人产生任何伤害性风险？	这是一个关键的问题。如果回答"是"，则有极大可能存在人格问题。	这一组属于最严重的人格问题。

接下来，我想请你完成问卷 2，并算出你的得分。

◦问卷 2◦

请你阅读下面的问题，并选择最能反映你日常情况的回答。

1. 我能够比较满意地完成我的工作和家务事。

□大部分时间　　0

□相当频繁　　1

□有时　　2

□完全不是　　3

2. 我发现做工作和做家务事对我来说非常有压力。

□大部分时间　　3

□相当频繁　　2

□有时　　1

□完全不是　　0

3. 我在建立和维持亲密关系方面存在困难。

□特别困难　　0

□有些困难　　1

□偶尔有困难　　2

□没有困难　　3

4. 我感到孤独，与他人关系疏远。

□几乎一直　　3

□大部分时间　　2

□不太经常　　　1

□完全不是　　　0

5. 我很享受自己独处的空闲时间。

□几乎一直　　　0

□大部分时间　　1

□不太经常　　　2

□完全不是　　　3

　　现在，请你算一下自己在问卷 2 中的总分。如果你诚实地回答了上面的问题，总分介于 0 到 3 分之间，那么你可以认为自己几乎没有人格障碍，也不用产生人格方面的忧虑。如果你的总分是 4 分或 5 分，那么你可能有一些比较明显的需要处理的人格困难。如果你的总分是 6 分或更高，那么你肯定存在人格方面的问题。

　　注意，这里还有一个需要考虑到的附加条件：如果你患有比较严重的身体疾病，已经影响到自己日常生活，那么你就需要把问卷 2 中前两个问题的得分删掉，不计入总分中。

需要补充说明的是，这是一份简化版本的评估社会功能运作情况的问卷，而不是直接测量人格的问卷。使用这个问卷的原因是，我们发现与需要花费数小时才能完成的更为复杂的评估相比，这份问卷的形式更为简单，它的得分也已经被证明是衡量人格障碍的一个很好的指标 [5]。

你在做这个问卷时还要特别注意一点，这些问题具有一定的主观性，可能会因为你的主观看法而影响到最后的测试结果。就像下面这句话说的那样："**当我们审视自己时，我们往往会戴上一副玫瑰色的眼镜；而当我们审视他人时，则可能会戴上一副蓝色的眼镜。**"（When looking at ourselves we tend to have rose-coloured spectacles,when we look at others, they may become blue.）所以，我们必须承认这种偏差的存在。

如果你有足够的勇气，也可以请他人根据问卷 2 对你进行打分。如果你的自我评估得分和他人对你的评估得分结果不一致，你们就可以对此进行讨论，但请不要争吵，而是要理性地看待。

在进行这项任务时，不要被那些宣称只有专家才能诊断人格问题的人吓到。对于大多数的人格问题，你自己就可以成为专家。**如果我们希望有一个可以大方承认和分享人格困难的世界，那么参与其中的就不能只有专家，还应该有其他更多的普通人。**

> 在和他人讨论你的评估结果时，要保持理性。对于人格问题，你相当于是自己的专属专家。

通过做这样的问卷，你就可以将你目前的人格状态或者你选择的那个人的人格状态对应图 1-1，相对轻松地了解人格问题的严重程度。

有些人可能不接受这种理念，觉得这么一个简短的问卷评估不可能准确地得出关于人格状态的结论。如果问卷结果表明一个人可能有人格障碍，那么他也许会变得非常恼火，觉得整本书都是骗人的。

在你把这本书扔进垃圾桶之前，请先思考一下，为什么很多人对于"把人格障碍作为一种诊断结果，甚至是把人格困难作为一个一般概念"这种事会感到如此的紧张不安。原因很简单，不同于其他的精神类疾病，这些人格问题会被视作对他们的批评和谴责。

斯蒂芬·弗莱（Stephen Fry）在为我的另一本书所写的前言中说得很好：

> 我们中的一些像我这样遭受双相情感障碍困扰的人，喜欢为自己至少在人格上所保持的纯净和恒定感到庆幸。我们对自己说，这种疾病就像天气一样，来源于我们自身之外。

> 当情绪高涨时，我们可能会变得异常热情、精力充沛、举止浮夸和过度自信；而当抑郁像铅灰色的云一样笼罩在我们身上时，我们会变得脾气暴躁、沉默寡言、愁闷忧郁和悲观厌世。但在我们的内心深处，我们还是原来的那个自己，一切都安好，稳

如泰山。

　　人格障碍是怪物或恶魔才会遭受的痛苦，是黑暗和危险的领域。假如我们被告知患有人格障碍，这会威胁到我们的自我意识和我们对于自己是谁的那种确定感。

　　斯蒂芬·弗莱说得很对，至少在西方社会，这是现今大多数人对人格障碍的看法。人格障碍被视为对自我意识的严重打击——但事实并非如此。**一旦我们接受自己在人格障碍谱系的某个位置上，我们的自我就可以得到完整保存。无论你在谱系的哪个位置上，你都可以放心，因为你旁边还有很多人与你为伴。**

　　处于人格障碍谱系上的你不用过于担心，你的自我会得到完整的保存，因为你的身边有很多同伴在陪着你。

　　但如果你刚好处在谱系的极端位置上，那么你确实是有理由担心的。那些位于谱系最右端的人在正常社会中太过危险，很可能会被送入一些特定机构。而那些位于谱系最左端的人最可能被污名化，这些拥有完全正常人格的人通常会被其他人排斥，因为他们表现得太无趣了。相对来说，我们这些位于谱系其他位置的人都很安全。

了解上面这些内容后，你完全有理由问出下面的问题：为什么要使用"障碍"这个术语？我们对"人格"这个词很满意，为什么要破坏它呢？别着急，本书后面会阐明这一点。

"人格障碍"是一种有效的沟通方式，主要在专业人士之间使用——他们在工作中需要使用"障碍"这个词来沟通交流。通常情况下，普通人不需要使用这个术语，除非是一般意义的泛指。我认为，用"在人格障碍谱系上更偏向右侧（重度）一端"等类似的表述来描述你认为有人格困难的人是一种不错的表达方式。

现在，请你来做一个实验。首先找出图 1-1 的人格障碍谱系，之后将某个人（你或其他人）放在这个谱系中你认为合适的位置上。这里的位置只是大致的，如果有些不准确也

无关紧要。如果在你认识的人中患有重度人格障碍的人极为
罕见，你可能会考虑将这个人放在严重程度较低的三个类别
中的某一位置上。这样，你可以算是从刚刚完成的问卷 2 的
结果中获得了一个强有力的线索。

人格困难与人格障碍的区别

让我们从一开始就明确一件事，在 ICD–11 新的分类中，
人格困难并不被视为一种人格障碍，它可以被称为亚综合征
状态—— 一种未达到疾病障碍程度的状态。

"那你为什么还要提到它呢？你只是用我们讨厌的标签
抹黑了很多人。"这听起来是合理的回击，也确实有一定的道
理——除非我们使用这个标签来提供一些治疗，或者在被允
许的条件下进行干预，否则就可以完全去除亚综合征状态。
其实标签在这里有一个优势，如果通过认识它，我们可以避
免在治疗其他常见的与人格相关的疾病（如抑郁、焦虑、恐
惧和健康担忧等）时出现错误，那么我认为也可以把它保留

下来。

举个例子，在两千三百万有人格问题的英国人中，如果我们能够识别出其中一半以上的人是否有人格障碍，并能选择一种成功的治疗方法，或避免一种会引发问题的治疗方法，那么这个标签就是恰当的。想要知道这个说法的准确性，你必须继续阅读下去，才有可能找到答案。当然，如果我不这么认为的话，也就不会撰写这本书了。

人格困难与其他更严重的人格问题之间的区别在于其定义中的一个核心句子：**"功能运作的受损程度不如人格障碍患者那样严重，并且只在某些特定社会情境和人际情境中出现，在其他情境中可能不明显。"**

正如这个定义所清晰表明的那样，只有在某些特定的情境下问题才会显现出来。在后文描述的布莱恩的案例中，如果他一直在实验室工作到退休，那么这个问题可能根本不会显现出来。这是一个常见的有关人格困难的故事。通常情况下，当情境不对时，人们的问题才会突然出现；在情境恢复到正常后，人们的问题也会迅速消失。

人格困难的普遍程度也许会让很多人感到惊讶，我们的研究表明，相较于人格障碍谱系上的其他群体（包括正常人格群体），存在人格困难的群体的人数更多。正是这一群体，构成了"全球至少三分之一有人格问题"的大多数人。

如果这个结论让你感觉不可置信，那么你只需再次回想前面这句话："只在某些特定社会情境和人际情境中出现，在其他情境中可能不明显"。之后回想一下自己与他人日常相处时的情况，就一定会发现在某些情境下，你与他人相处的表现、人际交往的能力和自我意识的呈现都不是最佳的。如果你在遇到这些情况时总是反复出现这些感觉，那么就说明你存在一定程度的人格困难了。

我很愿意将自己归纳进这个群体。当我面对妨碍我工作的小心眼的行政人员时，我表现出了一系列的人格困难行为。我知道我应该更加礼貌和小心地处理那些在我看来毫无意义的阻碍，但与之相反，我却习惯性地

具有人格困难的人数更多。如果你回想之前遇到某些情境时的个人表现，那么你就会察觉到自己存在人格困难。

发火，说一些不应该说的话。毫不奇怪，行政人员更加严重
地阻挠我，我们的互动以一种非常糟糕的方式结束了。当然，
我可以指责纵容了这些人和这些做法的制度体系，或者声称
我是无辜的一方，但这对判断人格障碍来说都是无关紧要的
事情。我表现得很糟糕，而且让其他人感到心烦，这已足够
在我的记录中清楚地标记上"人格困难"了。

对轻度、中度和重度人格障碍的说明

这些词语都位于人格障碍谱系的右侧，区别仅仅在于强
度和严重程度。大多数人都不会遇到患有重度人格障碍的人，
因为这些人很难建立令人满意的人际关系，而且往往完全没
有良好的人际关系。他们对自己和公众构成了严重危胁，他
们中的大多数人必须被安置在机构中以保护公众的安全。

二十多年前，有一个识别和治疗这一群体的项目，被
称为"危险和严重人格障碍项目"（Dangerous and Severe
Personality Disorder Programme）。当时，人们对重度人格障

碍的情况知之甚少，对相关治疗的了解就更少了。二十多年后的今天，对于这个群体，我们仍然没有特别成功有效的治疗方式。唯一积极一点的消息是，随着时间的推移，这些人中的大多数治疗后会在一定程度上有所改善。

那些患有中度人格障碍的人很难建立正常的关系，或者根本不想建立关系，他们无法维持稳定的工作，没有明确的人生目标，并且有伤害自己或他人的风险。他们因为无法理解其他人日常是如何做事的，所以很难与他人建立良好的关系。这类人对比前者来说，在人格障碍谱系表中处于较轻端的位置，他们的人际关系稍好，但往往也充满了困难和动荡。

重度人格障碍和中度人格障碍这两个群体之间的确切分界线尚待确定，但可以确定的是，这两个群体的人的人格经常会发生变化和移动。虽然他们的人格结构可以保持不变，但是障碍的严重程度会发生变化。这就像豹子无法改变其身上的斑点，但当它躲在灌木丛中时，从外表上看起来可能更像幼狮，甚至是一只困倦的猫。

因此，在一个人的一生中，在较短的时间内，有时可能会从某个人格障碍的水平移动到人格困难的水平。这是一个动态系统，取决于许多不同的因素，包括对其相应治疗的成功与否。但就像前面说的那样，豹子仍然有它的斑点：即使外界对它的看法不同，这些斑点也不会改变。

如果你不喜欢别人对你的人格贴标签，那你就可以用这个观点来反驳他。如果你被告知有中度人格障碍，或者在阅读本书后你认为自己有中度人格障碍，后来经过治疗改善为轻度人格障碍，那么知道这一点是令人欣慰和高兴的就可以了。

> 人格结构不会发生根本性的变化，但严重程度会发生改变，所以你可以对出现的积极变化感到欣慰和高兴。

这里存在一个困难，需要将一个人现在的样子与他平常的样子区分开，最好是通过了解这个人以往的体验来澄清这一点。如果一个人由人格困难所引发的问题持续的时间很长（通常会如此），而其他精神问题出现的时间很短，那么就可以得出这样的结论：这个人的人格问题是独立存在的。

但在某些情况下（例如，儿童时期开始的慢性神经系统疾病），判断起来可能会更加困难。在这种情况下，人们很容易忽略人格问题，然后断定焦虑是原发的问题。当然，如果你愿意的话，你可以选择同时考虑两者。

如果你怀疑某个人有人格问题，并直接向他提建议，这是非常傲慢和错误的做法。大多数人都觉得明智的做法是：什么都不说，只是先记在脑中。如果这个人希望你对他讲真心话，并且真诚地征询你的建议，那么以下方法可能会非常有效。

"我认为你在看待这个世界的方式上存在一些问题，当然我的判断可能会出错。你觉得自己对他人和自身的感受是否与这些问题相关呢？"

这样的开场白可以顺利开启一场对话，纠正或强化人们最初的印象。很少会碰到有人带着愤怒质问："你是在说我有

人格障碍吗？"更常见的是，和有问题的人打交道的其他人
也有人格困难。

在我的临床实践中，当描述他们正在咨询的精神障碍及
澄清他们并不属于某种人格类型时，我经常会沿着上面的思
路，更直接地对他们说："很明显，你有焦虑/抑郁/恐惧或
其他症状。除此之外，我认为你还有其他问题。我怀疑你有
人格困难，这可能会影响你的康复治疗。你觉得我的判断有
问题吗？"

人们更愿意接受"人格困难"而不是"人格障碍"，这会
促发他们产生进一步的讨论。在讨论中，如果他们愿意，可
以全面否定你的建议，但这种进一步的探讨对于更好地理解
问题是非常有价值的。

**对于人们对"人格障碍"一词提出的担忧，最佳的回应
方式是指出我们所有人都具有人格，人格在不同程度上都可
能会存在困难，所以它并没有什么特别之处。如果有人无法
忍受你直接谈论"障碍"一词，那么你可以表述成"目前你**

的人格功能是紊乱的"，这样就强调了他的人格是动态的，无论是有序的还是无序的，其人格的各个方面都在不断变化中。

有些人可能会问，在信息不充分的时候是否值得花费这么多精力？答案是肯定的，除非你正在评估自己的人格。请你记住，即使拥有相同的基因，人们所有关于人格的评估都注定是不充分的。我有一个同卵双胞胎兄弟，尽管我们有相同的外貌和差不多的发育史，但是他的人格与我还是有很多不同之处。人与人之间的差异是巨大的，不仅在某一时刻，而且在整个生命过程中都是如此，这充分显示了环境的重要性。

> 每个人的人格都存在很大差异，即使是双胞胎，其人格也有很多不同之处，不能一概而论。

尽管我们的人格是独特的，但它们造成的问题可以很容易地用术语来描述；尽管这些术语有时看起来会显得有点粗糙，但它们可以使问题被有效归类。在后文中会用类似的方法描述很多人的人格状态，虽然他们是独特的个体，但是他们的问题也常见于他人。这本书的英文版封底包含了一个人从摇篮到坟墓之间所发生的一切，其中人格是贯穿始终的主线。如果我们能将人格与生活中的每一次经历相匹配，我们就更有可能实现自身整体的和谐。

何为人格优势

对人格的评估还应该包括对人格优势的初步判断。在关注人格障碍所造成的阻碍时，我们常常会忘记：这些阻碍即使不能被完全克服，积极人格特征的影响力也会超过这些障碍所带来的阻碍。因此，在人格评估中添加一组有关人格优势的提问肯定是有价值的。

我们最近完成了一项调查研究，重点调查了那些因常见的精神障碍而来寻求我们服务的人的积极人格特征。根据我们的研究结果，这些特征可以归纳为以下五类：

1. 强大有力

2. 情感坚韧

3. 谨慎

4. 独立

5. 富有洞察力

为了证明我们的观点，下面给大家讲一个既有明显积极人格特征，同时又具有明显消极人格特征的案例。

一个 15 岁的少年因不守规矩及问题行为而接受评估。他来自一个功能严重失调的家庭，他有一个专横、施虐的酒鬼父亲和一个被动听话的母亲。他很有音乐才华，但固执己见，觉得自己比其他人知道得多。他与家庭成员及学校的老师都相处不好，只有一个例外，就是他教授音乐的另一个家庭。

根据我们对他的评估，他有显著的人格问题：坚持独自完成许多活动，遇到挫折时会进行激烈的争论，当他应该低头并安静地附和他人的决定时，他却会冲动行事。在评估中，他辩称自己被误解

了，称他被阻止去做他坚持认为重要的事情，这是
他的首要任务，他应该被允许发展自己的才能。

　　幸运的是，在这次评估之后，他被那个他教授音
乐的家庭收养了，他们认识到了他的优点，并包容了
他的棱角。

　　虽然上面的这个评估是假设的情况，但故事是真实
的。这位年轻人就是路德维希·范·贝多芬（Ludwig van
Beethoven）。在 1785 年的这次"评估"（不算是真正的精神
病学评估）后，他离开了家，和波恩的一位有影响力的寡妇
海莲·冯·勃伦宁（Helene von Breuning）住在一起，在那里
他继续给她的女儿们上音乐课。

　　在这种支持鼓励的环境中，贝多芬的音乐天赋得以充分
展现。上述五种人格优势中的四种都在贝多芬身上显现，并
得以蓬勃发展。他的攻击性被他在音乐道路上的努力发展所
缓和，他坚韧的情感使他度过了抑郁和绝望的时期。他从那
个时代的其他作曲家中独立出来，这体现在他拒绝被那个时

代的贵族家庭"收买"。强大有力的自信心让他意识到自己正在开创一个强大且不同以往的音乐新时代,这同样也体现了他的洞察力。他唯一缺少的优势是谨慎。

这种人格优势和人格障碍的混合在他的余生中被证明是一种极具优势的组合,所有喜爱他音乐的人都会在他的音乐中,一次又一次地感受到这些品质。

请你永远不要忘记,所有人格都有优势和弱点,我们需要做的就是利用好它们。

本章内容小结

1. 无论我们如何看待人格类型、人格困难或人格障碍，它们
   其实都在同一个谱系上。

2. 如果我们希望有一个可以大方承认和分享人格困难的世
   界，那么参与其中的就不能只有专家，还应该有其他更多
   的普通人。

3. 一旦我们接受自己在人格障碍谱系的某个位置上，我们的
   自我就可以得到完整保存。无论你在谱系的哪个位置上，
   你都可以放心，因为你旁边还有很多人与你为伴。

4. "人格障碍"是一种有效的沟通方式，主要在专业人士之
   间使用——他们在工作中需要使用"障碍"这个词来沟通
   交流。通常情况下，普通人不需要使用这个术语，除非是
   一般意义的泛指。

5. 我们的研究表明，相较于人格障碍谱系上的其他群体（包
   括正常人格群体），存在人格困难的群体的人数更多。

第二章

人格障碍的新分组

对新分组的概述

在 ICD-11 新的分类中，人格水平（如轻度、中度、重度人格障碍等）是由五个特征域（即一些描述长期稳定性格特征的词，涵盖了大多数类型的人格问题）来具体说明的。正式的 ICD-11 中用于描述的词语对普通人不太友好（见下面括号中的术语），因此我尝试使用字母表的前五个字母来概括这些分组：

A 组：易怒的、攻击性强的、好争辩的［社交紊乱的（dissocial）］

B 组：无头脑的、乏味的、决策不良的［去抑制的

（disinhibited）］

C 组：仔细的、强迫的、认真的［强迫性的（anankastic）］

D 组：沮丧的、抑郁的、依赖的［负性情感性的（negative affective）］

E 组：古怪的、不稳定的、不合群的［疏离的（detached）］

> 对于人格问题的描述主要有三步：第一步，明确严重程度；第二步，选择一个或多个重要组别的元素；第三步，确认组别中最严重的元素。

当你在描述某人的人格问题时，必须首先明确严重程度（无、困难、轻度、中度、重度），然后用一个或多个重要组别的元素来具体描述这个人的人格问题，并明确这些组别中最严重的元素只见于重度人格障碍中。尤其是涉及适应与接纳治疗时，提前确认好这些人所在的组别就变得非常重要了。

A 组——易怒的

这个组别的另一个名字是反社会的（antisocial）。它描述了许多人不太想要的特质，如自私、不关心他人、以制造痛苦为乐、容易发脾气、喜欢身体攻击、为了自己的利益而操纵他人、过于照顾自己而忽视他人的需求……这个描述清单可以列出很长。

我们通常用"精神变态"（psychopath）来描述这类人，但这个说法对于这类人来说并不那么公平，因为很少有人完全符合这组中的每一条描述。而且，不能否认的是，无论我们如何试图隐藏这些特质，我们和周围的很多人其实都存在一部分这个组别的元素。

B 组——无头脑的

这是另一组光从文字描述上看就非常令人反感的群体。无头脑和乏味这类词语描述的就是这样一些人：他们经常会冲动地做出错误的决定，似乎从未意识到这么做是没用的。

许多成瘾方面的问题都与这个组别的人有关——那些滥用酒精和兴奋剂且无法停止的人；那些为了取乐而赌博然后无法戒掉的人，他们认为赢钱的快乐就是一切；甚至包括那些过于沉溺在美味食物中的人，即使变得非常肥胖，他们也根本不能停止吃东西的嘴。

除了上面写到的情况外，这个组别的人还会一遍又一遍地犯同样的错误。那些常常不假思索就冲动行事的人也属于这一组。"我到底为什么那样做？"这是他们经常哀叹的，但这并不能阻止他们再次犯同样的错误。

在所有这些例子中，问题的答案就像站在你鼻子前面的大象一样清楚，你必须停止那些正在慢慢摧毁你的活动。但通常情况下，这种无脑的活动仍在继续。而且在你试图对此做些什么的时候，你常常会忘记自己的人格与这种成瘾的持续性存在很大关系。

C 组——强迫的

这是一个在某些时候大多数人都从属的群体。认真和可靠被认为是像妈妈和苹果派^①一样的品质：没有人会不喜欢它们。

但是，当一切井井有条的需求阻碍你看到更大的图景时，就得另当别论了。如果每件事都要绝对正确、坚持让别人完全按照你的意愿来执行任务，没有检查好一切就拒绝前进的话，会让其他人无法正常行动。

如果你正在驾驶"宇宙飞船"或执行一项非常精细的实验，那么这种需求是必要的；而在大多数其他情况下，这种行为肯定是令人恼火且非常烦人的。

D 组——抑郁的

这一组包括一系列不同的感受——抑郁、焦虑、恐

① "二战"时期流传下来的俗语，代表着美国传统生活与价值观中的关键要素。——编者注

惧和担忧、缺乏自信、无望和绝望。在新的有关人格领域
（personality domain）的分类 ICD-11 中[6]，它们被合并在"负
性情感性的"（消极的情感或负面情感）名称下，或者用更通
俗的话来讲，就是所有让你感觉不舒服和不快乐的情绪。你
可能认为这些感受与人格无关，但它们往往就是症状本身，
而且会一次又一次地出现，因为你的人格使你更容易受到它
们的影响。

E 组——古怪的

我认为，具有这个组别显著特征的人估计永远也不会读
这本书。除了被迫参与的活动外，他们通常过着独立于世界
的生活，并且刻意忽视世界上的其他事物。

艾米莉·狄金森（Emily Dickinson）是一位著名的美国
诗人（虽然直到死后她才被承认为诗人），她几乎从不冒险
走出家门，在与世隔绝的环境中写诗。虽然她鲜少与外界交
流，但她写出了出色的诗歌，主要是因为她能够在思想上独

立于他人。

这个组别里的人很少有牢固的人际关系。他们在独处时更加快乐，并且认为自己很难理解他人人格的复杂性。许多被归类到自闭人格谱系的人都属于这个群体。人们常说这类人缺乏共情能力，但我认为这种说法失之偏颇。他们只是很难"读懂"别人，并不是主观上不想理解别人。因为他们无法领会人们的言外之意，所以和其他人在一起时会感到不舒服。这种感觉就像是和一大群说外语的人待在一起，他们环顾四周，虽然试图把呈现出来的所有信息都拼凑起来，但很可惜，他们无法成功。

马克·哈登（Mark Haddon）的书《深夜小狗神秘事件》（*The Curious Incident of the Dog in the Night-Time*）[7]，完美地描述了 E 组人群在思维方面的困惑。因为他们对此的理解存在缺陷，所以无法对他人的行动做出合情合理的解释。

此外，E 组涵盖的人格障碍类型不仅仅有自闭症，还包括很多在陌生环境中工作时仍能感到自在的人，他们也可能具有这些特征。

这里我小心地不把这些组别称为"类型"，如果给出这样的标签，意味着一个人是一种类型中的一员，他也就不再属于另一种类型。但现实并非如此，人们可以属于任何一组，有时甚至可以属于很多组。

我们讨论过的贝多芬，他就具有这五组中的四组特征。根据我们对贝多芬的分析，发现他的这些特征已经达到异常的程度，但这些异常特征并没有阻碍他成为音乐创作上的巨人。**所以，有人格障碍并不完全是坏事，如果有人对你说人格障碍是失败的标志，那么你只要跟他提"贝多芬"的名字就行了。**

边缘型人格去哪儿了

许多读到这里的人，可能会对上面这些描述中遗漏了"边缘型"这个词语而感到惊讶。对很多人来说，边缘型人格障碍是他们知道的唯一的一种人格障碍。它吸引了所有的著述、所有的治疗和几乎所有的污名，以及所有人们对人格障碍感到困惑的地方。

一些人对这个术语给予好评，因为它帮助他们理解了某些以前感到神秘的内容。但也有许多人批评这个术语，因为它阻碍

> 对边缘型人格的争议很大，有些人认为它解释了很多人们好奇的内容，但也有人认为它使人格障碍变得更加污名化。

了他们接受正常的治疗（因为它通常会用于其他精神障碍的治疗），并使其他人过早地对他们做出负面评价。

边缘型人格包罗万象。它吞噬了其覆盖路径上的一切，包括一整套的标准、一系列的症状、对行为的描述、对存在主义焦虑的解读，同时还包括了一种沟通方法、一种表达姿态、一种对认可的请求、一种被接纳和信任的愿望，以及一种道歉形式。**但也正因为它解释了一切，所以它什么也解释不了。**

边缘型人格是一个模糊笼统的术语。对它的描述几乎涵盖了精神健康问题和人格障碍的所有方面——糟糕的人际关系（所有的人格障碍）；糟糕的自我评价和深度抑郁（D组）；愤怒和易怒（A组）；包括自伤在内的冲动行为（B组）；持续存在的重复行为模式，尽管无益，却没有任何改变（C

组）；短暂分裂为不同的人格（分离性身份识别障碍，DID）；以及精神病性发作（比如患有精神分裂症的人，会变得易轻信，还会产生疯狂的念头）。

根据上面的内容，我们很容易就能判断出贝多芬是边缘型人格障碍（以上所有组别），文森特·凡·高（Vincent van Gogh）也是如此（糟糕的人际关系导致孤立、自残导致割耳朵、糟糕的自我评价、短暂的精神病性发作），还有戴安娜（Diana）王妃（冲动性进食障碍、波动的人际关系、糟糕的身份认同），玛丽莲·梦露（Marilyn Monroe，冲动的生活方式、酗酒及药物成瘾、反复自伤），艾米·怀恩豪斯（Amy Winehouse，与玛丽莲·梦露表现出的特质非常相似），等等。当然，这里还可以再列出一长串名人的名单。虽然他们个体差异很大，但都满足边缘型人格障碍的诊断标准。

虽然大多数人都在 A、B、C、D、E 这五类组别中，和患有严重边缘型人格障碍的个体有明显区别，但其实那些处于边缘型人格状态下的人也有情绪失调的特质。这是人格的附加部分，**情绪失调非常令人不快，因为愤怒、绝望、怀疑、无望和自我厌恶等难以控制的情绪会让人的心情变得起起伏伏，就像坐过山车一样，在人的心灵中来回摇摆，让人看不到尽头**。这时连表面上的秩序也没有了，在这种状态下的人非常迫切地渴望得到帮助。

大多数人格障碍的治疗之所以都针对边缘型群体，就是因为这些人几乎是唯一主动寻求治疗的人格障碍患者。而其他人，如前所述，更倾向于将人格障碍对他们的影响最小化，并且对任何外部干预都极其抵触。

> 对比患有其他人格障碍的群体对外部干预的抵触，具有边缘型人格的群体会比较主动地向外寻求帮助。

情绪失调侵入（invade）——在我看来这是一个正确的词——了人们精神领域的每一个方面，无论这些方面是健康的还是病态的。**轻微的情绪失调对人们来说几乎是普遍存在的。所以，一件小事就可能导致一个人被他人贴上边缘型人格的标签**。不仅仅是精神科医生和健康行业从业人员会这样贴标签，还有越来越多了解了边缘型人格特质的人也会这样贴标签。

我相信很多人都经历过类似的遭遇，比如你突然头痛，感觉非常难受，当你想买止痛药的时候，你觉得店员似乎忽视了你，于是你对她厉声呵斥。她很惊讶，也厉声反击，然后你怒气冲冲地走开了。以前这只会被当作是你在"发脾气"，现在则会导致对方给你一个会意的点头和一句嘀咕："边缘型人格。"

现在，把这种场景转换到一个类似的急诊科事件中。当一个工作过度、相对缺少精神病学培训的初级医生，发现一个年轻男性或女性服用过量药物时，你可以想象到产生这种误解的可能性。

患者为此感到绝望，希望至少可以从医生那里得到一些安慰。医生则认为这种由患者自己造成的急诊情况是不必要的额外负担，所以对患者不会有丝毫同情。这时，医生很有可能会说出一些极其伤人的话（如："你浪费了我们的时间""你就不能让人省省心吗""我们原本的工作已经够多了，现在还有像你这样的人来增加我们的工作量"等），而这将导致患者更愤怒和情绪波动，然后医生就会在他的记录本中写下："典型的边缘型人格"。

我和很多专家之所以认为边缘型人格的诊断对大多数人毫无帮助，就是因为当我们问"这在实践中对患者、医生或家属有用吗"这句话的时候，答案一般是"没有"。

边缘型人格就像有着不同层次馅料的蛋糕。在最简单的层面，它是一款维多利亚时代的海绵蛋糕，情绪不稳定是其唯一的馅料。这时情感内容只是偶尔显现，并不影响人们的人格功能。再严重一点的时候蛋糕有两种馅料，也就是在情绪不稳定之上增加了以 A 组、B 组和 D 组为主的人格障碍表现。最后是最严重的类型，蛋糕的顶部有一层凹凸不平的糖衣，代表着与其他疾病——抑郁症、双相情感障碍、注意缺陷多动障碍、分离性障碍等的重叠，这使得整个蛋糕几乎无法被准确定义。

根据以上理论，在后文中涉及边缘型人格的相关主题时，我将详细说明我讨论的是哪个层面的蛋糕。

本章内容小结

1. 有人格障碍并不完全是坏事，如果有人对你说人格障碍是失败的标志，那么你只要跟他提"贝多芬"的名字就行了。

2. 边缘型人格包罗万象。但也正因为它解释了一切，所以它什么也解释不了。

3. 情绪失调非常令人不快，因为愤怒、绝望、怀疑、无望和自我厌恶等难以控制的情绪会让人的心情变得起起伏伏，就像坐过山车一样，在人的心灵中来回摇摆，让人看不到尽头。

4. 轻微的情绪失调对人们来说几乎是普遍存在的。所以，一件小事就可能导致一个人被他人贴上边缘型人格的标签。

第三章

换个角度理解人格障碍标签

如火如荼的"反标签"运动

目前，尤其是精神科诊断，处于一种反标签的模式中。从某种意义上说，这是一件好事，因为它表明人们越来越意识到用一两句话概括复杂问题的危险性。"人格障碍"则是目前最容易被纳入其中并被无情攻击的一种疾病。如今，许多人在引用这些冒犯性词语时都加上了引号，以表明自己没有受到"医疗体系的污染"。

有一本极好的书，名字叫作《有效治疗"人格障碍"》（*Working Effectively with "Personality Disorder"*）[8]，这本书的作者高度重视有人格问题的人的需求，但也不得不为在标题中使用了"人格障碍"（即使已经加了引号）而道歉，因为它可能会激怒和惹恼很多人。同样，这批人也会因为患者在医疗服务中被忽视而感到恼怒。他们引用了一个令人震惊的发现：**那些有人格障碍的人会比其他人少活 17 年，而且他们主要出现在精神科诊所，但没有被识别出来。**

既然"人格障碍"这个标签被认为具有冒犯性，那为什么还要用它呢？因为它不仅是一种略显夸张的描述，而且也因为它适用于精神病学（包括人格障碍）的许多诊断。

> 很多人对"人格障碍"有严重的抵触情绪，我们要做的不是简单删掉这个术语，而是消除人们对"人格障碍"污名化的思想。

尽管八十多年来人格障碍一直是国际诊断分类中的标准诊断，但现在它受到一些人的攻击：它被认为是污名化的、歧视女性的；是一种对病理学的拙劣模仿，暗示着疾病和过错；是在没有任何确切证据的情况下被创造出来的，所以现在应该被废除。比如，根据 2000 年发起的"危险和严重人格障碍项目"而建立的遍布全英国的人格障碍相关服务，目前已被重新命名为"复杂情感需求"

（complex emotional needs）服务。

但显而易见，这种做法依然避免不了污名化。如果污名化的思想依然存在，那么"复杂情感需求"也同样会被污名化。即使是情绪最稳定的人，也会有复杂的情感需求。**所以，我们的任务不是改变名称，而是通过阐明每个人都在人格障碍谱系上，来彻底消除污名化的思想。**我相信我们可以做到这一点——只是需要一些时间。

你可能会对此产生疑问，做这件事为什么要花很长时间呢？其中的一个原因是，精神病学领域的反标签运动正在如火如荼地进行。少数卫生专业人员已经宣称：精神卫生领域的所有诊断都是多余的，应该被抛弃。这一点在一个名为"权力威胁意义框架"（Power Threat Meaning Framework，PTMF）的组织中表达得最为清楚和强烈。说实话，当我第一次听到这个组织的名字时，我以为这是一种为在政府中争得一席之地而进行的政治游说，或者是某种狂热的电子游戏，当然，也可能两者都是。

当你阅读完他们的宣言，你可能会觉得它有点像卡尔·马克思（Karl Marx）的《资本论》（*Das Kapital*）。"全世界痛苦的人们团结起来。除了你的诊断标签，你没什么好失去的。你将赢得整个世界。"像所有优秀的宣言一样，它拥有足够的吸引力和一些抓人眼球的朴素而实用的观念。以下是我对它的七个核心陈述的大致总结，而括号内是我对这句陈述的简短评论：

1. 情绪困扰、奇怪且不寻常的感觉或行为，从关系的角度来看是可以被理解的。

（正确）

2. 在社会背景下，所有形式的痛苦（包括个人的、家庭的和社会的痛苦）之间都有密切的联系。

（正确）

3. 应该接受和尊重不同文化对痛苦的表达。

（正确）

4. 因为我们都会感到痛苦，所以这是一个普遍存在

的现象。没有一个单独的痛苦群体可以被称为

"有精神疾病的"。

（无稽之谈）

5. 我们都会为自己经历过的事情建构意义。

（正确）

6. 有了正确的支持，我们可以在自己的生活中成为

积极的行动者，而不是被视为某一种医学疾病的

受害者。

（错误的措辞）

7. PTMF 允许就我们痛苦的原因而不是基于精神病

学的诊断去创造"充满希望的叙事或故事"。这些

叙事和故事允许个人、家庭、社会群体和整个社

会发生改变。

（不正确）

这个宣言的整体框架中没有使用"疾病""障碍""症

状""患者"等术语。为什么呢？因为这些术语呈现的是医学

中的观点，而这些人最不想要的就是与医学产生任何联系。

当你第一次读到这些陈述时，它们听起来很合理，因为相当多的压力来自人际关系和社会力量。需要注意的是，**不同的文化和种族以不同的方式展现出他们的痛苦，我们应该理解和接受这些差异。**

PTMF 说根本就没有精神疾病这回事，这完全是胡说八道。如果这话是真的，那么所有国家里的每个卫生专业人员都会大大地松一口气。一般来说，来精神卫生服务机构的人并不认为自己是"某种疾病的受害者"，他们只是感到痛苦，有时甚至是非常痛苦，在某种程度上对他们自己和社会构成了威胁。

标签必须存在的理由

精神疾病的标签是专业人员之间的一种快速沟通的形式。它们是概念，而不是事实；它们是绝对必要的，但它们不应该被奉为定论。之前我和我已故的好朋友肯尼斯·西尔克

（Kenneth Silk）一起编辑了一本关于有效治疗精神疾病的书[9]。这本大部头的书涉及 146 位作者，篇幅长达近 1000 页，描述了 96 种不同的治疗方法（如果再加上子类别，那么可以扩展到 150 多种）。如果没有某种形式的诊断标签，我们要如何正确选择出合适的治疗方法呢？那将是一场彻头彻尾的噩梦。

当一个心理咨询师在办公室里会见一个问题不那么严重的人时，构建一个叙事或故事可能是非常合适的，这种情况下，我完全同意不需要正式的诊断，而且正式的诊断可能会产生妨碍。但如果你面前的人具有严重的自杀倾向，或是能让人明显感受到有威胁的攻击性，那么"叙事"就像轻拍他的后背一样没用，甚至可能会引发这个人的攻击性。

如果没有诊断，或者没有某种方法来区分不同类型的痛苦，医生就很难选择出正确的治疗方法。我曾经碰到过一个患者，他有一段非常连贯的叙述——"我生活中的一切都是由电脑决定的，对此我没有任何发言权。是的，一切都是电脑说了算。所以你说什么都没用，因为电脑已经帮我做了决定。"

"人格障碍"的标签可以帮助医生做出更为准确的诊断，而且也会给患者提供更为精准的治疗方案。

在 PTMF 中，我是否要接受这是一个连贯而有效的叙述呢？我个人的希望是不接受。因为这个患者患有精神分裂症，思维经常极度紊乱，容易将自己置于危险之中，并且已经在医院里住了好几个月。所以，他需要的不仅仅是承认他的痛苦，更是帮助他结束这种痛苦。

处于精神痛苦中的人真的只是为了创造"充满希望的叙述和故事"，才想要得到其他人的帮助吗？当你知道你的问题并不是独一无二的，你的感受和行为是有原因的时，这可能会让你感到安慰，但这就足够了吗？**所以，请公平地对待标签：它们是帮助沟通和干预的工作假设，而不是医疗权力政治。**

对精神病学诊断的另一个常见批评是：精神病学与普通医学不同，它没有客观的测试或测量来确认医生的判断是否正确。但这并不是避免诊断和治疗的理由，早在疟疾的病因被发现并通过血液检测证实之前，奎宁这种药就被发现对治疗疟疾有效了。

即使你有更好的分类方法，你仍然可能是错的。卡尔·林奈（Carl Linnaeus）在 18 世纪就对世界上所有已知的植物和动物进行了分类。在之后的两个世纪中，这一系统一直是稳固的，但现在它需要被修订了。

1962 年，我参加了一次非洲中部的植物学考察活动。最近，我去自然历史博物馆看了我留在那里的藏品，发现 DNA 技术已经彻底颠覆了以前的命名系统，整个动植物分类学领域现在都在重新绘制。

所以，标签从来都不是永恒的，在未来的某个遥远时刻，当人格病理的确切基础被发现时，标签将再次发生根本性的变化。比如，智人作为一种常见论断，也处于这种威胁之下：人类可能会在未来某一时刻被分割成几个群体，甚至与类人猿划为一类，而类人猿似乎有更聪明的方法去应对气候变化。

本章内容小结

1. 目前，尤其是精神科诊断，处于一种反标签的模式中。从某种意义上说，这是一件好事，因为它表明人们越来越意识到用一两句话概括复杂问题的危险性。

2. 不同的文化和种族以不同的方式展现出他们的痛苦，我们应该理解和接受这些差异。

3. 精神疾病的标签是专业人员之间的一种快速沟通的形式。它们是概念，而不是事实；它们是绝对必要的，但它们不应该被奉为定论。

4. 请公平地对待标签：它们是帮助沟通和干预的工作假设，而不是医疗权力政治。

5. 标签从来都不是永恒的，在未来的某个遥远时刻，当人格病理的确切基础被发现时，标签将再次发生根本性的变化。

第二篇

治疗人格障碍的新方法

第四章

目前治疗人格障碍的主要方法

当你读到这部分内容的时候，你应该已经认识到自己存在一些人格问题（即使是非常轻微的），还有你认识的其他人存在的一些人格问题，很有可能会被你发现。即使你对自己的评估是健康的，并得出结论认为自己没有人格问题，也请把你的这一结论作为一个暂时的看法。**因为我们倾向于把在人际关系中遇到的任何困难都完全归咎于他人，所以会出现不客观的情况。**我们都知道那句俗语：一个巴掌拍不响。产生困难的原因很少是单方面的。

让我们来看看世界各地所谓的治疗人格障碍的正规方法。人格障碍并不经常能被诊断出来，而且几乎都是由精神科医生进行最终的确诊工作，后期大部分的正式治疗也都是由经过精心训练的专业人员组成的团队来进行的。这就是标签派上用场的地方——如果一年内只有 200 人有机会接受专业的治疗，而符合人格障碍诊断标准的又有 2500 人的话，就需要找到一种方法来确定其中哪些人是需要优先治疗的。

心理治疗

被推荐用于治疗人格障碍的方法属于复杂的心理治疗范畴。这意味着它们有很多元素，需要专门的人员来实施，（不幸的是）并不是所有人都可以从中获益，得到治疗。

这些治疗服务大多是针对情绪不稳定的边缘型人格障碍患者的。这并不奇怪，因为他们常常是主动接受治疗的群体。其他人格障碍患者中的大多数（大概 80%）可以被描述为 R 型（抵抗治疗）人格障碍 [10]，他们也许比其他人更频繁地接受医疗服务，但他们咨询的不是他们人格方面的问题，而是其他

> 对人格障碍的治疗方法属于心理学范畴，通常会和其他不良的身体症状一起进行治疗，比如焦虑、抑郁等。

症状，如焦虑、抑郁等令人不快的身体症状和对自身健康的担忧。

边缘型人格障碍的治疗听起来相当复杂，也要花费很多时间。因为这本书致力于以你本人作为主要驱动力来解决自己的人格问题，所以我不打算在这里详细描述治疗方法。目前，这些治疗方法被保留下来，用在那些在人格障碍谱系上更靠右侧的人身上。**当下还没有中度或重度人格障碍的统一诊断标准，达到转诊条件到服务机构的通常都是基于以下这个标准：自伤。**这也是对人格障碍谱系右侧人群进行诊断的一个重要标准。

治疗方法包括心智化疗法（mentalization-based therapy，MBT）、移情焦点疗法（transference focused psychotherapy，TFP）、认知行为疗法（cognitive behavior therapy，CBT）、认知分析疗法（cognitive analytic therapy，CAT）、情绪可预测性和问题解决系统训练（systems training for emotional predictability and problem solving，STEPPS），以及迄今为止研究最为彻底的辩证行为疗法（dialectical behavior therapy，

DBT）。这些治疗方法需要由事先接受过这方面培训的专业人员来实施。

这些治疗方法无疑是有效的，尤其是在预防患者进一步的自伤方面。但这些方法既耗时又有时间限制，患者往往需要等待很长时间才能获得治疗。而且一旦开始治疗，通常会持续4到12个月，治疗结束之后通常没有后续支持（这真是一个极大的错误）。

最近的研究表明，这类治疗有一种更简单的形式，叫结构化临床管理，几乎同样有效。此外，还有一些新开发的、较短程的治疗方法可能也同样有效。保罗·埃莫坎普（Paul Emmelkamp）和卡塔琳娜·梅尔布洛克（Katharina Meyerbröker）在一本相关的书中对这些治疗方法都做了很好的总结[11]。

我写这本书的原因之一就是想要强调：**任何针对人格障碍的有时间限制的治疗，单有治疗本身是不够的。这些人必须能够接受随访，如果他们拥有了解自己人格的技能，那**

么会是承担这个角色的最佳人选。接受过其中某种治疗的人有时会感觉有点茫然，那么适应与接纳治疗就可以对其有所帮助。

你可能会对此产生疑问，在全科诊所和心理健康服务机构就诊的有人格问题的人，他们通常只占转诊的 40% 左右，他们是如何被治疗的呢？

答案很简单：他们没有得到治疗，通常也没有被识别出来。也许有人会说，那些对自己的人格没有抱怨的人完全有权对此保持沉默。但是，如果他们咨询的问题没有得到解决，而问题背后的驱动因素其实是人格问题，那么此时医疗专业人员和患者就都有责任去解决这些人格问题。

我希望本书的读者可以意识到这一点：**他们的人格问题可能是许多症状背后的驱动力量。**这样他们就有勇气对医生说："精神科医生彼得·泰勒写的这本书表明，我和其他许多人的人格问题确实导致我们产生了这些症状，或者至少是这些症状

> 很多人在看病时，会刻意忽视自己的人格问题，其实，很多不良症状的背后都是人格问题在起主导作用。

复发的原因。你对此有什么看法？"

　　你可能会觉得难以置信，但医生或其他健康专业人员（如心理学家）可能已经想到了这种情况，他们因为太过担心影响患者的情绪而没有提出来。一旦患者主动提到这一点，僵局就会被打破，接下来讨论这个话题就变得容易多了。

药物治疗

　　人格障碍患者会被给予一些处方药物，但没有充分的证据表明药物治疗是有价值的。其实很容易理解为什么药物治疗如此受欢迎（popular）。如果你（或者其他任何人）在绝望、痛苦、无望和惊恐等可怕感受中走投无路（这是由你的人格还是其他原因造成的并不重要），并很想摆脱这些症状，你就会希望有什么办法能快速消除这些负面感受。喝酒不是个好办法，所以你预约了医生。和医生的谈话时间为 8~10 分钟，医生用这点时间是不可能做出全面评估的，但很明显，患者迫切需要帮助，此时医生会开出镇静剂或抗抑郁药的处方。

这种模式在英国各地的医疗服务中一遍又一遍地重复着，既合乎逻辑，也可以被患者理解。当人们处于极度痛苦中时，他们想要也应该得到某种形式的缓解。毫无疑问，一张药物处方有立竿见影的益处。即使是对精神疾病药物持批评态度的人，比如对精神科药物的过度处方发表了令人信服的观点[12]的乔安娜·蒙克里夫（Joanna Moncrieff），她也同意这些药物对人有镇静的作用，确实能使人平静下来，即便它们的作用被过度夸大了。

药物最初能起到减轻令人感到痛苦的症状的作用，这可以让人松一口气。之后就应该尽快停药，这是针对人格障碍的国家健康指南所建议的[13]。但是停药通常很难，即使减少很小的药量也会导致痛苦增加的情况，这通常被称为撤药症状。所以患者会想要更多的药物处方。当患者说"你能不能再给我开一些其他类似的药，因为我觉得这种药物的疗效正在逐渐降低"时，医生往往就会开出更多的额外药物，这就导致所谓的多重用药（即不同药物的多重处方）。

那么，所有药物都会导致成瘾吗，都应该避免使用吗？当然不是。一种能让一个人迅速成瘾的药物，可能对另一个从未上瘾的人有好处。

我在英国帝国理工学院的同事大卫·纳特（David Nutt）以成瘾药物为主题写了一篇精彩而简洁的文章[14]。他在文中指出，有些人服用药物是因为他们觉得自己缺少了一部分东西，而药物的作用使他们感受到了完整。所以你可以看到，对那些感到自己的人格缺失了什么的人来说，使用精神活性物质来填补缺失是多么有吸引力，就像用金缮技术在破碎的瓷器上填补了一条裂痕一样。

> 对于使用药物治疗人格障碍，以及后续产生的药物成瘾等问题，要用辩证的眼光来看待，能够合理使用即可。

大家近年来都知道，但通常不太被重视的是：**有人格问题的人在停用药物时，比其他人更容易出现戒断症状**[15]。所以，这里就有了双重的麻烦：**如果你有人格问题，你就很难在短期使用药物后得到改善；而当你试图停药时，你又会有新增的戒断症状**。这就是为什么我对我所有的——要求或正在考虑服用药物来治疗症状，并且在他们身上我已经识别出人格困难的患者说："如果我给你开了一种对治疗这种症状有效的药物，你后期可能会很难停药，因为这种药物可能需要你服用很长一段时间，甚至可能需要服用一辈子。"

这里我要补充的一点是，因为大多数人都会有戒断问题，所以这并不是一种绝对的联系。如果最终决定服用药物，那么患者和医生都要清楚其可能带来的影响。

现在问题来了，如果你有人格困难，你很有可能在第一种处方药用完后想要续药，或者在第一种处方药的疗效"似乎正在逐渐降低"时，很有可能要求再加一种药。这并不奇怪：**如果长期存在的人格问题隐藏在令人烦恼的症状背后，那么它们不太可能通过一个疗程的镇静剂就被彻底消除。**

因此，全球性的精神活性药物的过度处方问题可能会涉及各种不同类型的人，其中包括需要长期获益的人，或者有人格问题的人，以及因为戒断症状而无法停止治疗的人。 在成瘾药物和酒精的经典依赖情形中，通常会有成瘾物逐步增加消耗，并最终导致全面成瘾的情况出现。**人格障碍中为求症状缓解的药物依赖则与之不同，它是不同的顺序，药物剂量通常不会增加。**

用于治疗人格障碍的药物除了标准的镇静剂、苯二氮䓬类药物和其他相关药物（它们的名称广为人知，如安定、利眠宁、思诺思、罗拉等）外，还有文拉法辛、西酞普兰、阿米替林、帕罗西汀等抗抑郁药。此外，喹硫平（一种抗精神病药）和类似的药物也经常被使用。即使是迷幻蘑菇，含有裸盖菇素，也可能对人格障碍患者有治疗价值，因为它可以促进人格本身的接纳和联结[16]，这是许多人格障碍患者迫切想要填补的重要缺口。

心境稳定剂对双相情感障碍有效，但尚未如人们所期待的那样被证明对边缘型人格障碍有益。目前最大的一项使用拉莫三嗪的相关实验则显示该药对人格障碍患者完全没有益处[17]。在我们自己的相关研究中，发现对人格障碍患者达到最长时间

> 目前治疗人格障碍的主要药物如正文所示，它们可以有效帮助患者填补自身人格缺失的部分。

的持续处方药物是抗抑郁药中的选择性 5- 羟色胺再摄取抑制剂。我们正试图探究其原因，该药物的使用时间长短似乎与抑郁或焦虑症状无关。

这就是关于药物治疗的相关信息。请你记住：一定要谨慎使用药物，如果可能的话，尽量避免使用药物。

本章内容小结

1. 因为我们倾向于把在人际关系中遇到的任何困难都完全归咎于他人，所以会出现不客观的情况。

2. 任何针对人格障碍的有时间限制的治疗，单有治疗本身是不够的。这些人必须能够接受随访，如果他们拥有了解自己人格的技能，那么会是承担这个角色的最佳人选。

3. 人格障碍患者被给予一些处方药物，但没有充分的证据表明药物治疗是有价值的。

4. 如果你有人格问题，你就很难在短期使用药物后得到改善；而当你试图停药时，你又会有新增的戒断症状。

5. 如果长期存在的人格问题隐藏在令人烦恼的症状背后，那么它们不太可能通过一个疗程的镇静剂就被彻底消除。

第五章

解读新方法：适应与接纳治疗（适应部分）

对适应部分的解读

适应与接纳治疗有两条规则：

规则 1：适应指与你周围的自然环境相适应，不受他人的强迫或控制。

规则 2：接纳指允许你做本来的自己，而不是你想成为的样子。

在这一章中，我们只讨论适应与接纳治疗中有关适应部分的内容。这里我会给出一个假设的例子，这个例子展示了一个非常普遍的问题，而这个问题适用于非常多的人，甚至包括英国的大多数成年人。

布伦达住在一个小镇的某个连栋房子里，与丈夫和 6 岁的儿子一起生活。她对自己的生活整体上很满意，但有一个问题，就是隔壁的邻居菲利斯。

菲利斯是一个 64 岁的寡妇，她让布伦达非常恼火。菲利斯总是不停地到布伦达家里来，为布伦达的儿子瞎操心，而且一直在说她自己有多孤独，这干扰了布伦达的正常生活。

布伦达不知道该怎么办才好。她知道她的邻居很孤独，迫切需要人陪伴。但是，她对邻居的友好和礼貌反而增加了邻居来访的次数。布伦达担心她的生活就这样被邻居掌控了。她要怎么做呢？

你可能会觉得这个问题太平常了，跟人格失调（personality disturbance）没有任何关系，但其实这恰恰是有关系的。

布伦达是一个试图与每个人都友好相处的人，她不想对菲利斯无礼，但她的肢体语言和反应表明，她确实对所有打乱她正常生活的人都不太满意。菲利斯表现出一些人格困难的因素，比如她的自我觉察能力很差，而且明显缺乏相互理解，所以没有意识到她与布伦达的接触给布伦达造成了人际关系方面的困扰。如果什么都不做，她们两个人的生活可能都会变得非常困难。

如果布伦达想要解决这个问题，她要么主动适应菲利斯的行为，要么为菲利斯创造一个更为合适的环境。这取决于她们的人格特质。布伦达想要舒服地独自待在自己家里，但她也明白菲利斯是孤独和痛苦的，其中有一些痛苦是由菲利斯守寡造成的。

在这个真实生活的特定例子中，布伦达是惠斯特牌友会（whist drive）的会员，但她发现现在的自己无法经常参加牌友会的活动，于是她有了一个主意。她介绍菲利斯成为惠斯特牌友会的新会员。菲利斯很擅长打惠斯特牌，这次新体验让她变得精神抖擞，并成了惠斯特牌友会活动的常客。这也让布伦达可以有更多的时间摆脱束缚。最终每个人都很开心。菲利斯不再需要如此频繁地去布伦达家，她们两人的新关系得以蓬勃发展。

当然，这只是一个普通的做法，与人格无关。但是请你仔细想想，布伦达使用她的人格觉察能力找到了一个解决方案，为她和菲利斯创造了更为和谐的关系。这其实是需要技巧和理解力的，也需要横向思维。

现在，请允许我把人格失调这个话题带回来，下面是一个新问卷，你可以自己做，或者给你认为的可能有人格障碍的人做。问卷中将用××来代表可能有人格障碍的人，以涵盖所有的可能性。

◦问卷 3◦

1. ×× 住错了房子或地方。

是　　否

2. ×× 找错了伴侣 / 配偶。

是　　否

3. ×× 做着错误的工作。

　　是　　　否

4. ×× 有着错误的生活方式。

　　是　　　否

5. ×× 和错误的人混在一起。

　　是　　　否

6. ×× 已经受够了，觉得生活没有什么可期待的。

　　是　　　否

如果你对上述问题的回答都是"是"，那么你需要再问自己一个更难的问题：

　　在上面这些问题中，你认为哪一种情况下人格和环境是最不匹配的？

这样的不匹配会使你原本存在的问题变得更严重，而且这样的问题很可能不止一个。下面有一些适应性的解决方案，可以帮助你来处理这些问题。

当查尔斯·达尔文（Charles Darwin）在 1859 年撰写有关进化理论的名著《物种起源》（*On the Origin of Species*）时，他先是使用了"适应者的生存"（the survival of the adapted）的表达方式，但在后来的所有版本中，这个短语都变成了"适者生存"（the survival of the fittest）。我认为，如果他当时能坚持使用"适应者"的话，现在的情况也许会好得多。

每个人都有不同的需求，因此需要不同的环境来满足这些需求。这包括了环境的各个方面：身体环境、社会环境和个人环境。而我们的人格在很大程度上决定了我们在这些环境中真正需要的是什么。

解决方案则取决于我们的人格结构。**当潜在的人格被允许在某个环境中表现出来，且不会为我们造成麻烦或痛苦时，我们的适应就是成功的。所以你可以看**

人格健康情况和环境密切相关，这不是让你改变自己的人格特质，而是让人格更契合周边恰当的环境。

到，我们并没有试图改变你的人格，而是让它更契合恰当的环境。这就是为什么我需要传达以下重要信息：**人格不会改变，因为它是你自身的一部分，但人格障碍会改变，因为它在测量你与各种环境之间的适应程度。**

下面是一些来自现实生活中的例子，用来说明每一个人格组别的特征和对应的解释。每个组别的解决方案都是不同的，都匹配其所涉及的人格特征。在看案例前请你牢记这句话：**你可以有其中任何一组的特征，这并不是什么特别的事情。**

A 组人格的适应

例子：

克雷格是一个叛逆的澳大利亚少年。他讨厌学校的纪律，认为大多数纪律都毫无意义，所以他在学校时总是因为逃学、和其他男孩打架、和老师吵架而惹上麻烦。因为他不断地违反各种纪律，学校最后决定将他开除。他的父亲认为他继续上学也没有多大意义，于是安排他到自己的一个朋友家里去学习养牛。

他在养牛方面非常有天赋，引入了新的监控牛群的方法，这样就可以把牛群分散在一大片地区里，而不是只在一小块区域里。他的这种新方法得益于他自学的与飞行相关的技巧。在他能熟练地掌握飞行技巧后，他发现监控牛群的最好方式其实是借助于直升机。

当时许多人认为这是一种疯狂的想法，但它确实奏效了。这种方法富有成效，每天可以节省数小时的查看时间，并使牛群的活动范围得以扩大，他的牛群因而成了他们省数量最多的。

解释： 愤怒和攻击性可以被引导成积极的追求。克雷格在工作中能够决定自己的事情，而不必被权威（如学校）紧盯着，因此所有人都获益了。

B组人格的适应

例子：

    艾伦总是喜欢在生活中寻找新鲜事物。他在学校时很聪明，英语也学得很好。后来，他毫不意外地成为当地一家报社的记者，而且事业非常成功。他善于挖掘潜在的独家新闻，而且在撰写这些独家新闻时的措辞也非常得体。所以，他很快就得到了晋升。

    但这还不够，因为他野心勃勃，想要获得更高的成就。通过努力，他被一家重要的全国性报社录用了，成为他们主要的流动采访记者，要去全国各地及国外报道当地的重大新闻。

    在那段时间里，他一直依赖酒精来维持自己积极的状态，有时甚至使用了兴奋剂，不久后他发现自己离不开这些东西了。他其实意识到自己已经上瘾了，但是就像我们通常看到的那样，一旦完全依赖酒精，他就停不下来了。

他意识到自己必须做点什么了，因为他发现自己变得越来越不能胜任工作，他的婚姻也有了破裂的危险。在和妻子大吵一架之后，他们分居了。后来，他与妻子进行了坦诚的沟通，并达成和解，之后他去医院进行了强制戒酒。

出院后他变得清醒了，对酗酒的危害有了更深刻的认识。他加入了匿名戒酒会，并迅速成为该组织的领头人物。他担任了该组织的发言人，并向外推广戒酒的各种有效方法。他在担任这个新角色时感到很兴奋，因为他喜欢与那些和他一样曾经依赖酒精但后来康复的人一起，共同宣传酒精滥用的危害。

解释： 艾伦是一个在生活中需要刺激和新鲜事物的人，他永远不会满足于一份普通的朝九晚五的工作。不幸的是，兴奋剂和酒精很容易给人们提供兴奋和新奇的感觉，所以兴奋剂和酒精在他之前工作的几年中有如此重要的地位也就不足为奇了。幸运的是，意识到它们的危险后，他能够及时调整自己的生活方式，以适应全新的环境。他在匿名戒酒会里可以用同样的热情推动戒酒，就像他过去对待自己的记者工作一样。

C 组人格的适应

例子：

　　莫林是个爱读书的孩子，而且喜欢列清单。她的这一点在中学里得到了认可，她成了高年级班长，被赋予了许多与检查和组织相关的职责。离开中学后，她在大学学习了会计专业，并进入了一家大型国际组织工作。

　　她在组织中负责分担多人共同参与的复杂任务，但她发现这对她来说很难，因为她总是喜欢掌控全局。她无法专注于自己负责的部分，而且总是担心别人会犯错误。她总是想要控制别人，不停地检查别人的工作，这使得其他人很恼火。

结果，她自己的工作也开始受到影响。她在焦虑于让别人达标的过程中，忽视了自己本身的责任。

不幸的是，莫林一开始并没有意识到这一点，当她没有得到晋升时，她觉得自己受到了歧视。幸运的是，她上学时的一个朋友一直和她保持着联系，并意识到事情有点不对劲了。她们两个人对这个问题进行了推心置腹的探讨，朋友建议她换一份新工作，一份她可以全权负责一系列明确任务，不需要和别人分担任务的工作。

通过这样有针对性的严谨求职，莫林在一家健康服务公司获得了一个职位，负责为参与重组服务的工作人员编制数据。起初她是独自一人工作，但由于她做得很好，重组工作变得更加活跃（因为健康服务的工作总是在重组，通常是为了省钱），她开始任命其他工作人员在她的手下工作。最终，她找到了适合自己的工作平衡模式。

解释：这个群体中的许多人都会陷入和莫林类似的困境，不仅对自己的工作过于强迫和细致，而且总是想要控制别人的工作。在莫林换了一份性质相似的工作，且在新工作中不需要积极与他人合作后，她的生活满意度发生了翻天覆地的变化。

D 组人格的适应

例子：

艾米丽认为自己一直都很焦虑，而且感到抑郁，事实上她确实具有这样的人格特质。

当她还是个小孩子的时候，她害怕黑暗，害怕自己在晚上睡觉的时候死去。在学校里，她总是坐在教室的最后面，当老师让她在其他学生面前说话或做事情时，她完全被吓坏了，根本不敢说话。

因此，她被其他同学取笑，经常受到欺负。后来情况变得更加严重，以至于她有一段时间非常抗拒去学校，需要居家学习。虽然她本身还算聪明，但由于经常感到恐惧和担忧，她的学业成绩并不是太好。

在离开学校之后，她的第一份工作是在一家银行担任秘书。虽然这是一份相当无聊的工作，但她做得很好，不久她就得到了一个可以监管其他员工的职位。

她接受了晋升，尽管在她的意识里自己完全能够胜任这个新角色，但是新职位的工作对她来说还是很困难的。最终她变得非常焦虑，要求不再负担这些新增的责任。

艾米丽总是缺乏自信，从来没有想过她能建立良好的人际关系。她很早就意识到自己是双性恋，她对男人和女人同样感兴趣。20岁时，她搬去和男朋友同居，但两人的关系很快就恶化了。因为她对男朋友过于依赖，所以男朋友对她提出了很多具有攻击性的性要求。

慢慢地，她的情绪开始失控，抑郁症不断复发，而且每次出现得都很突然。在与男朋友反复争吵后，她感到彻底绝望，于是服用了过量的止痛药。这次严重的过量服药让她必须住院治疗，并在重症监护室待了很长一段时间。

她非常幸运，在住院期间遇到了一位医学生，他对她出现的问题很感兴趣，她也第一次向外人详细阐述了自己遇到的困难。这段交流带给艾米丽很多洞悉自己的机会，她意识到自己必须做点什么进行改变了。

于是，她和男朋友断绝了关系，辞去了工作，在一家慈善商店找到了一份薪水较低的新工作。她发现那里的气氛比银行里融洽多了，自己也适应得很好。店里的一位男同事和艾米丽成了朋友，他们相处得很好，因为他也有和她类似的问题。最终，他们一起建立了家庭，继续和谐地相处着。他们都认识到自己存在的缺点，并能够一起笑对这些缺点。

解释：艾米丽表现出很多通常被描述为边缘型人格的特征。其中不稳定且困难的人际关系和自我伤害的模式很容易识别，长期的焦虑和在学校里被欺凌的创伤经历也很容易识别。她后来的改变和适应来自她的新恋情，一个理解她的人，一个在情感上的同路人。

E 组人格的适应

例子：

布莱恩一直是一个孤僻的孩子，似乎从来没有交过朋友。他一直很多疑，宁愿看书也不愿和别人待在一起。他的学业很好，被认为"有很强的分析头脑"。

后来，他成为一名实验室科学家，并在老鼠身上进行了一些有影响力的遗传学实验。他成为所在部门的负责人，但仍然继续独立做自己的实验。

因为他在大学里已经成为很有影响力的人物，

于是他得到了一个高级行政职位的晋升机会，需要负责关照其他员工，帮助他们发展和进步。他受宠若惊地接受了这个职位。

但没过多久，他的下属就开始抱怨，说他的态度粗鲁无礼、对他们的担忧漠不关心、对他们的需求也不敏感。在一次内部评议中，由于他非常糟糕的人际关系，其他人怀疑他患有自闭谱系中的某种疾病。大家都认为他可能无法继续在大学工作。

这时有人想到一个主意：让他回到以前的岗位，这样他就可以继续对老鼠进行独立工作，而不必考虑和老鼠之间会有类似复杂的关系。就这样，他回到了原来的工作岗位，之前显现出来的所有困难都随之消失了。

解释： 布莱恩聪明能干，但他的E组人格特征，使得他的人际交往能力很弱。他不应该做那些负责管理或照顾别人的工作，因为这些工作远超他的能力范围。

上面这些例子的共同之处在于，**人们某种行为模式的形成，往往与其潜在的人格相一致，会使其越来越深陷于不满和扰乱的泥潭中。**然后，人们才会对自己出现的问题有新的看法，并决定做出必要的改变，而这种改变往往是由危机促发的。

这里需要强调的非常重要的一点是：**人们的人格其实是保持不变的，只是找到了能够更好地适配行为的解决方案；这些行为曾经似乎是人们的障碍，但现在是适应新情况的好做法。**换句话说，是人们的生活情境发生了变化，其人格却没有发生变化。

有计划地适应不同的环境是尼多疗法（nidotherapy）的核心目标。这种疗法以"nidus"命名，"nidus"在拉丁语中的意思是"nest"，指窝、巢、穴等[18]。适应性的环境没有被人们认识到（我写这本书的原因之一就是为了帮助人们增强这种认识），或者非常难以实现时，就说明人们需要尼多疗法了。

如何正确看待创伤

许多不喜欢"人格障碍"这个词语的人，包括那些真心厌恶"人格障碍"这个词语的人，都坚持认为这是一个用词不当的说法。这些人认为被污名化的人的人格其实没有问题，他们的问题往往是由那些专业人士所没有意识到的重大创伤引起的，所以他们需要的是创伤知情治疗（trauma-informed therapy）。

这是PTMF组织所关注的核心问题，他们希望医生可以考虑并重视对过去经历的个人生活叙事，这能够给那些感到自己被误解而处于痛苦之中的人带来积极意义。

但我认为创伤的重要性在这里被夸大了，因为到目前为止还没有出现公认的形成人格障碍的确切原因，或者更确切地说，没有人能确定除创伤后应激障碍（post-traumatic stress disorder，PTSD）外的任何精神障碍产生的确切原因。只有重大创伤事件与人们之后不久出现的症状之间存在明确关联时，人们才会被诊断为创伤后应激障碍。

在新的诊断分类系统中，如果创伤是该病症的主要组成部分，则无须使用人格障碍的诊断。

PTSD 还有一种扩展诊断，叫复杂性创伤后应激障碍（complex post-traumatic stress disorder，CPTSD）。这种新的诊断不仅包括 PTSD 中的闪回和回避特质，还包括附加的难以控制的严重情绪紊乱问题，通常是伴随着一个或多个创伤史，有时甚至可以追溯到童年时期。情绪紊乱问题常常让创伤与羞耻、内疚、失败等联系在一起，从而导致患者的人际关系出现问题。

> 很多人觉得自己没有人格问题，只是因为遇到了重大创伤才导致身体和精神出现问题，这种说法其实把创伤的重要性夸大了。

目前，已有许多成功治疗 PTSD 的方法，包括眼动脱敏与再加工疗法（eye movement desensitization and reprocessing，EMDR）、创伤聚焦的认知行为疗法（trauma-focused cognitive behaviour therapy，TF-CBT）和一些与之相关的药物治疗。但我们还不能完全确定这些疗法对 CPTSD 是否同样有效，因为

CPTSD 的诊断本身才刚刚确立起来，这种诊断的作用主要是为那些经历过创伤的人提供一种不同的治疗方法。

相关研究文献表明，在对人格障碍患者的评估中比较容易发现既往的创伤史，而边缘型人格障碍患者的创伤经历相比其他类型人格障碍的患者来说更为少见，这样的结果很令人惊讶。

下面，请你先回答问卷 4 中的几个问题。

◦问卷 4◦

1. 你早年是否遭受过重大创伤？

　　是　　　否

2. 过去的创伤经历至今还在影响着你吗？

　　是　　　否

3. 你认为如果自己没有遭受创伤，你的生活会有所不同吗？

　　是　　　否

4. 你认为你有可能克服创伤对你的影响吗？

　　是　　　否

5. 你曾经拿创伤作为你当下糟糕状况的借口吗？

　　是　　　　否

6. 你是否觉得你的生活被创伤永久性地破坏了？

　　是　　　否

7. 你认为如果别人能理解你的创伤，他们会变得更喜

欢你吗？

　　是　　　　否

　　如果你对问卷 4 中的大多数问题的回答都为"是"，那么你就可能患有 CPTSD。在这里，我特别希望你在回答上面第5 个问题时对自己是完全诚实的。

　　有些人会发现，如果他们给出的答案是关于另一个人的，那么回答起来更容易一些。我们中的许多人可能都认识这样一些人，他们受到了不愉快的打击，或者有过非常令人不安的早年经历，他们过度地沉浸在自己的创伤中，

并且没有用足够的努力去克服或纠正它。

早在几百年前，莎士比亚就写下了这样的句子："你难道不能诊治那种病态心理，从记忆中拔去一桩根深蒂固的忧郁。"（Canst thou not minister to a mind diseased, pluck from the memory a rooted sorrow.）如今的我们仍然没有办法消除创伤带给自己的悲伤。

《麦克白》（Macbeth）中的医生回答了这个问题："在这一点上，患者必须自己照顾自己。"（Therein the patient must minister to himself.）他也许是对的。个人处理问题的态度和策略往往是最重要的，当然这并不是绝对的，也可以由他人指出来。

现在有很多有效的治疗方法来处理创伤，比如理解、减轻、直面和控制等，但这些方法不能像莎士比亚所要求的那样，把创伤从人们的记忆中完全拔除。

我们不应该被动地接受创伤，甚至沉浸其中。下面的语句可能会冒犯到你，因为更糟糕的情况是，以创伤为借口对

> 对于创伤，我们要以更积极的心态来对待，不要排斥那些已经被证明有效的治疗方法，如理解、控制等。

自己的人格问题不采取任何行动。你的理由可能是那些问题都是由你掌控之外的因素造成的，但你的这个假设可能是错的。

艾达·杜姆（Ada Doom）姨妈是英国作家斯黛拉·吉本思（Stella Gibbons）的小说《令人难以宽慰的农庄》（*Cold Comfort Farm*）[19]中的著名人物之一。艾达·杜姆通过一直念叨她"在小木屋里看到了令人恶心的东西"的经历来控制所有家庭成员，当时她就像"一只小鹬鹩"。我们永远不知道木屋里有什么，但艾达·杜姆用这段经历来确保没有家人会离开家（否则她就会发疯），这显然是一种非常好的控制方法。斯黛拉·吉本思的这本书是一部夸张滑稽的作品，并非基于现实生活，但我认为她在这里触及了一些重要的有关创伤的内容。

我不想给人留下这样的印象：我在淡化创伤给人们造成的伤害。**虽然创伤会对你的自我印象、自信感和人际关系造**

成毁灭性的影响，**但是你不应该让它欺凌你一生。**创伤通常是童年期不良经历（adverse childhood experiences，ACEs），即"ACE"的同义词（尽管 ACE 更容易让我们联想到扑克牌里的红皇后）。

我有两次童年期不良经历。1945 年 1 月，当我四岁的时候，我被送到了人生的第一所学校里。我一到学校就哭了，老师看到后把我的头放进洗手池里，打开冷水龙头，直到我发出呛咳声，老师才说："这是给你的一个教训，让你别哭了。"我清晰地记得这一幕，当我挣扎的时候，我的头撞在了水龙头上，水冷得让人麻木。我的父亲当时一直有写日记的习惯，他在日记中写道：我们都"很喜欢"在学校的"第一天"。但其实我从来没有透露过这方面的体验，因为大家都认为这种行为是进入学校的通行礼。

三年后，我被"绑架"了，或者至少是被一些比我大的男孩诱骗了，他们把我带到一个炸弹爆炸后的废墟里，然后开始殴打我。[很久以后，在离这里几公里远的地方，一个比我当时年龄更小的男孩詹姆斯·巴杰尔（James Bulger）也遭到了同样的对待，并不幸死掉了。] 当时我决定让自己看上去像失去了知觉一样，然后那些男孩就跑掉了。我回到家后，假装是因为自己摔倒而受的伤，并且从未向任何人提过这件事，因为出于我无法解释的原因，我为自己被骗而感到羞耻。但在那之后的很长一段时间里，我都对独自出门感到紧张，而且对戴发带的人有一种病态的恐惧，因为当时殴打我的主犯戴了一条很显眼的黑色发带。

与大多数人经历的童年期不良经历相比，我经历的这些事显然是非常小的，但从性质上来讲，它们其实是相同的。我对这些经历感到羞耻，这是我第一次把这些内容写出来，因为我觉得它们在某些方面削弱了我的人格。对于那些遭受过更为重大的创伤的人来说，情况肯定会比我的更糟。

创伤也不是人格障碍所独有的特质。几乎每一种精神健康问题——精神分裂症、双相情感障碍、进食障碍、抑郁症、焦虑症、恐惧症、强迫症及人格障碍，都与童年的创伤经历有一定的关联。但我们也需要记住，大多数患有这些障碍的人并没有创伤史，甚至具有创伤经历的大多数人似乎之后也完全克服了自己的创伤。

埃塞俄比亚、也门、菲律宾、巴基斯坦和巴西遭受了干旱、战争、飓风、地震和疾病（如巴西和印度的新冠肺炎疫情）

> 很多精神疾病都和童年创伤经历有关，但是患有精神疾病的人大多没有创伤史，这说明创伤可以自我克服。

的严重破坏，在这些环境中长大的儿童需要准备好"钢铁之心"，才能克服各种创伤。

对于那些有人格问题的人来说，承认和考虑创伤是正确的，但创伤不能成为他们生命中的一切，也不能结束他们遭受的所有苦难。"我在这里永远受到创伤的折磨，在我无法逃避或避免它的时候，看着我，理解我，同情我"，这并不是一个令人满意的结果陈述。对于人格障碍中的情绪失调部分，有许多可用的治疗方法，却不能完全治愈它，这就是为什么我认为有必要加上适应与接纳治疗的手段。

本章内容小结

1. 每个人都有不同的需求，因此需要不同的环境来满足这些需求。这包括了环境的各个方面：身体环境、社会环境和个人环境。而我们的人格在很大程度上决定了我们在这些环境中真正需要的是什么。

2. 当潜在的人格被允许在某个环境中表现出来，且不会为我们造成麻烦或痛苦时，我们的适应就是成功的。

3. 人格不会改变，因为它是你自身的一部分，但人格障碍会改变，因为它在测量你与各种环境之间的适应程度。

4. 人们的人格其实是保持不变的，只是找到了能够更好地适配行为的解决方案；这些行为曾经似乎是人们的障碍，但现在是适应新情况的好做法。

5. 虽然创伤会对你的自我印象、自信感和人际关系造成毁灭性的影响，但是你不应该让它欺凌你一生。

第六章

解读新方法：适应与接纳治疗（接纳部分）

对接纳部分的解读

在西方社会中生活时，人们会遇到的一个主要问题是：**当遇到困难时，人们总是被期望去做一些积极的事情。**

比如，在《美国独立宣言》（The American Declaration of Independence）中的名言包括对"生命、自由和追求幸福"的"不可剥夺的权利"。请特别注意"追求"这个词。我们都在寻找幸福，但这里的假设是我们不得不寻找并为之努力。幸福不会自己降临，接纳的主要原则是，幸福可以通过承认自己是一个在世界上占有一席之地的人来实现，也可以通过无止境地追求像彩虹尽头的那罐金子一样的幸福目标来实现①。

就人格问题而言，接纳是最重要的。**人格是我们整体的一部分，我们不能假装它不存在，也不能假装它可以被这种或那种神奇的治疗方法抹去。**所以，如果你想要达到个人整体的平衡，就必须接纳你的人格，包括它所有的倒刺和磕碰、所有的起起落落，以及所有你宁愿属于别人的那些令人讨厌的特质。

随着年龄的增长，我们原本的人格会越来越突出。我们不再用装腔作势来给人留下深刻印象或博得同情，我们开始对外表下的内在自己感到更加舒适。罗伯特·普洛明（Robert Plomin）是现在这个时代最重要的心理学家和遗传学家之一，他在我们医院的一次演讲中对此做了深刻的陈述："随着年龄的增长，我们变得越来越像我们自己。"所以，在我们变得更年长后，我们必须接纳真实的自己，不再假装只要我们努力就能变成另一个版本的自己。

---

① "彩虹尽头的金子"这一说法来自欧洲传说，现代英语中指可望却不可即的财富。——译者注

对于有某些人格问题的人来说，适应与接纳治疗中的接纳阶段做起来比其他人要更加困难。如果你认为自己是一个精力充沛的问题解决者，那么适应部分做起来就会容易一些；如果你更善于反思，那么接纳部分可能更适合你。

◦问卷 5◦

1. 你能让自己远离周围的麻烦吗？

　　是　　　否

2. 你对现在的生活满意吗？

　　是　　　否

3. 当别人让你不愉快时，你能耸耸肩表示不在意吗？

　　是　　　否

4. 当你在生活中惹恼了别人，你能意识到你本可以采取不同的做法吗？

　　是　　　否

5. 你能轻松自在地做自己，过上你想要的生活吗？

　　是　　　否

问卷 5 中的所有问题都与你的人格功能有关，你会发现其中有些问题很容易回答。如果你对现在的生活感到满意，那么就表明你正走在完全接纳的道路上，这意味着你已经在你想要的和你无法控制的事物之间取得了平衡。同样，如果你能把烦恼"停放"在一个地方，在那里它们不会被遗忘，但也不会继续侵蚀你的思想，那么你也已经走在接纳的道路上了。

但也有一些问题可能让你很难回答。比如第 5 个问题"你能轻松自在地做自己，过上你想要的生活吗"，这个问题会引出其他更为复杂的问题。在别人看来，你的生活似乎很稳定、平衡，但你的内心对此颇有怨言。有些事情你应该去做，却没能完成，因此你感觉自己正处于"地狱的边缘"，知道自己已经错失一些东西，或者觉得你的天赋没有得到充分利用。

这就是你的核心价值、信念和目标发挥作用的地方，这些都与你的人格息息相关，除非你的人格在人格障碍谱系上过于偏

> 你的人格与你的核心价值、信念和目标等息息相关，你的回答就是对你目前生活满意度的反映。

右，以至于其长远性与否对你来说并不重要。如果你有 A 组或 E 组的人格特质，那么你对问卷 5 中的第 1 个问题的回答应该是"是"，这种能力就是接纳的一部分。

"你对现在的生活满意吗"是一个比较难回答的问题，如果你能确定"你是谁""在做什么""在哪里"这些问题的答案，并且感到舒适和自在，那么第 2 个问题就很容易回答了。

没有人喜欢那些令人不愉快的、粗鲁的或矛盾的人，但如果你对自己保有安全感，并且至少在某种程度上能理解他们为什么这样做，那么第 3 个问题中的倒刺就不会刺到你。

第 4 个问题则是另外一种情况。在某些时刻你可能让别人感到了不愉快，如果你能回顾这些时刻，思考你的人格是如何促成这些事情发生的，那么对于接纳来说也是非常有价值的。

第 5 个问题可能是最重要的。如果你对自己的人格情况感到舒适，如果你能容忍自己人格各个方面的特质、认可你的人格与世界的互动方式，如果你有信心不加修饰地接纳自己，那么这个问题的答案就会很简单，你也会生活得很好。

接纳意味着强化你人格中的积极方面。这些就是前面提到的你的人格优势，但这些人格优势经常被遗忘在人格的消极因素中。在这些人格优势中，诸如强大有力、情感坚韧、谨慎、独立、富有洞察力等特质常常能被人们及时发现，但有时没有得到足够的培养，被掩藏在人们的痛苦和混乱背后，并逐渐被人们遗忘。

强大有力

有人格问题的人往往对自己给他人带来的影响无动于衷，这就是他们令人讨厌的地方。**如果你对某件事有强烈的感觉，并决心把它完成，那么强大有力和专注就是有价值的。**所以这时的强大有力也可以被看成一种财富。这可以应用于你可能想要在生活中做出适应性改变的时候。

如果你真的觉得你必须要实现目标，那么尽管有无数反对意见，你也可以勇往直前。对于在过去遭受过创伤的人来说，无论是什么原因造成的创伤，强大有力都会在他们与生活的斗争中展现出来。比较通俗的拉丁语表达是：Nil illegitimi carborundum，意思是**"不要让那些浑蛋把你碾碎"**，希望这句话可以成为你前进的座右铭。

情感坚韧

虽然情绪调节异常（有时可能会被不公平地称为情绪不能自制）是一些人格失调患者的核心问题，**但它是可以被克服的。一旦你经历了让你的生活偏离轨道的事情，无论是过去的创伤还是现在的灵魂摧毁式的打击，总有一天你会获得对这些问题进一步的干扰免疫，或者至少变得不那么敏感。**

面对新的逆境，你变得坚强起来，它们（指问题）也就会从你身上弹开。我们都在体验中学习，即使每次对体验的反应似乎没有太大变化，但当我们仔细观察这些反应时，就会发现它们已经出现一些改变，以便更有利于接纳。

莎士比亚在《奥赛罗》（*Othello*）中写道：**"就说我的真实情况，不要有任何掩饰。"**（Speak of me as I am，nothing

extenuate.）承认你在控制情绪方面有困难，对它们有更深入
的了解，会是你向前迈出的重要一步。

谨慎

这一点与那些觉得自己有很多 C 组和 D 组人格特质的人
的关系极为密切。谨慎（cautiousness）与小心（caution）并
不完全相同。**谨慎描述的是你做出决定之前，在自己头脑中
仔细考虑所有选择的过程。**它表面上可能没有带来什么，但
如果你最终决定了一个行动方针，你就更有可能坚持到底把
它完成。这就是按部就班地进行并提前计划所带来的好处。

独立

**我们的人格为生活增添了多样性，使我们每个人至少在
某些方面是独立的。**你在自己身上认识到这一点很重要，会
给你带来一种力量。你可能对这个世界有一些古怪的看法、

奇怪的想法、有趣的念头，它们都是你自己的，而且往往是原创的，这些都是值得你特别关注的内容。

忍受那些不好的、困难的体验，往往会促进人们变得更加独立。当你面对生活的严峻形势时，你会明白人们经常以残忍的或不经思考的方式一起行动。你不想重复它们，所以你选择了一条不同的道路，如果这条路是正确的，你就能克服那些随之而来的阻力。

富有洞察力

深入了解别人的弱点和长处往往有助于正确评估你自己。不管这是你人格困难（或其他人格问题）的直接结果（像贝多芬一样），还是与人格困难（或其他人格问题）无关的结果，你都能比其他人看得更远，而且有信心走别人可能会责难或完全无法理解的道路。拥有洞察力的优势可能会被重新定义为"合理的自恋"，即个人认识到自己与众不同，为自己感到自豪，并且拥有那些尚未被欣赏的品质。

接纳他人

接纳包括更好地接纳你周围的人。无论你是否希望他们存在，在你的生活中一定会有很多有人格问题的人。当你想让院子边界的树篱长得更高时，你的邻居却一直在修剪它；即使你是老主顾，商店服务员却总是无视你；老板总是把最糟糕的工作交给你处理；老师总是挑选同一个孩子作为惩罚对象，即使其他孩子也一起犯错；等等。这样的例子还有很多。

请你问问自己，是否那些让你恼火的人，他们的人格问题要对你的这些麻烦负有部分责任呢？对此你能不能迁就和接纳他们呢？

如果你觉得你可以接纳他们，那么就不要对他们怒斥、冷眼旁观，或因愤怒和烦恼而对他们勃然大怒。你可以把他们的人格看作一种需要被理解的、不太可能轻易改变的人格异常（personality aberration）。

我并不是在伪善地说这件事很容易做，你如何与这些人相处主要取决于你的人格结构。你要问自己的第一个问题是：**"这个人的行为可以用他的人格来解释吗？"**

我们很容易把那些让我们反感的行为解释为故意的个人冒犯，但事实可能并非如此，因为对方可能无法控制自己。如果是这样，你就要用新的眼光来看待这种行为。

修剪树篱的人可能具有典型的需要保持过度秩序的 C 组人格特质。我们可以同情他对控制的需求，询问他是否有其他解决办法，或者在这点或那点上提供一个小小的妥协，比如向他提供可以让他在树篱的草地上种植的遮阴植物。

> 那些你看不惯的行为可能不是故意对你个人的冒犯，而是他的人格出了一些问题。

这听起来并不奇怪，当我在斯派克家当园丁时，他希望花园尽头的灌木和树木可以无限制地生长，因为"那个地方是丛林，可以为孩子们提供一片原生态的野生地带"。隔壁的邻居向我抱怨这些树木太高大了，我向他解释了斯派克的逻辑，虽然这并未得到他们的完全理解，但他们允许我只修剪几根过于高大的树枝。当然，我悄悄地修剪了这些树枝，并没有让斯派克觉得他的"野生"花园变回了一座普通花园。

在某种程度上，是有可能通过妥协解决这类问题的。许多负性的人格互动都与所谓的不适当的偏执有关。比如，女孩 A 认为女孩 B 不喜欢她，因为女孩 B 从来不参与她们的聊天。但事实是，女孩 B 容易紧张，缺乏自信，所以不知道如何加入讨论。由于具有敏感等 D 组人格特质，女孩 B 觉察到女孩 A 的敌意，所以她变得不喜欢女孩 A 了。这时就需要女孩 C，她最好同时了解女孩 A 和女孩 B 的人格特质，然后由她把 A、B 两人拉到一起，向她们说明两人对彼此的怀疑和恐惧其实都是没有道理的。

关于适应与接纳治疗的两个案例

我打算用下面这两个人的故事来结束适应与接纳治疗这一部分的内容，这两个人展示了适应与接纳治疗如何彻底改变了他们的生活。我知道我在本书中给出的每一个例子都不能完全代表所有人的真实情况，但接下来的这两个例子，我相信一定能在某种程度上引起每个人的共鸣。

第一个故事：杰克·普罗富莫（Jack Profumo）

杰克·普罗富莫是一位保守党政治家，在1957—1964年担任哈罗德·麦克米伦（Harold MacMillan）政府的战争部长。

1961年，46岁的他遇到了17岁的模特克里斯汀·基勒（Christine Keeler），并与她发生了婚外情。他本来一直成功地隐瞒着这件事，但在克里斯汀的另一段恋情出现问题并进入公众视野后，此前的事情便开始引起人们的怀疑。

克里斯汀还与苏联海军武官叶夫根尼·伊万诺夫（Yevgeny Ivanov）上校有染，并且后者还是一个苏联间谍。伊万诺夫认为他与克里斯汀之间是私人关系，便没有向他的上级报告这件事。

结果所有的事情都被泄露出去了。1963年，普罗富莫在下议院否认他与克里斯汀有任何关系。当这个申明被证明是谎言时，他只好辞去了部长和国会议员的职务。

普罗富莫接下来要做什么呢？他的职业生涯彻底完蛋了，他没有重回政坛的途径，和许多职业政治家一样，他也没有其他技能可以使用。但他还是决定全力以赴，1964年4月，他开始在汤恩比馆（Toynbee Hall Settlement）做志愿者，这是一个支持伦敦东区贫困居民的慈善机构。

他从清洁工和搬运工开始做起，很快就升职为行政人员、筹款人和理事会成员。最终他成了汤恩比馆的主席和主要负责人。

至关重要的是，尽管出现了这些丑闻，他的妻子，来自英国的著名女演员瓦莱莉娅·霍布森（Valerie Hobson），仍然决定维持这段婚姻，并在后来的工作中继续支持他。比起丈夫，她做出了更大的牺牲。

普罗富莫的人生转变是成功接纳的典型例子。有人可能会说这只是一次忏悔，但不可否认，他所做的是一次成功的忏悔，而且这种忏悔持续了他的余生。

我不清楚普罗富莫的人格特质是什么，但很明显，当他在政界时，他的人格中有一种傲慢和自负的成分。出事后，他接受了自己的耻辱，同时承认了自己的优点，从而使他的人格可以适应一个与之前完全不同的环境，并使他的管理技能仍然发挥了很好的作用。

当他91岁去世时，他仍在支持汤恩比馆的工作——他在那里的42年并不是一场赎罪的宣传活动，而是一种真正地投入到心爱事业中的活动。

第二个故事：希瑟·卡梅伦（Heather Cameron）

希瑟·卡梅伦既不是著名的政治家，也不是杰出的演员。但是因为我很了解她，所以从我的角度看，她有很多的优点。希瑟是加拿大爱德华王子岛的居民，之前一直被认为患有无法治愈的人格障碍。她一直和父母住在家里，只有在上学期间离开过一段时间。

希瑟小时候非常缺乏自信，与姐姐相比，她在家中的地位很差。十几岁的时候，她开始出现抑郁的症状，二十多岁，情况变得更加严重。她多次自伤，还被诊断为边缘型人格障碍。希瑟对自己的生活很不满意，但找不到改变的办法。

2012 年 2 月，希瑟的精神科医生本·斯皮尔斯（Ben Spears）医生加入了一个关于尼多疗法的工作室。那时，斯皮尔斯医生已经为她治疗 22 年，他曾多次尝试改善她的情绪，防止她的自杀行为。在这个过程中，尽管他多次向外部的心理学家和咨询师转介，也尝试了多种药物治疗方法，进行过精神分析性的治疗，但她还是没有任何好转。

在 12 月的一个寒冷的日子里，斯皮尔斯医生在他的办公室再次会见希瑟。他觉得她的状况很不好，就把她送到了当地医院的精神科病房。因为希瑟是带着她的狗去见斯皮尔斯医生的，所以在她住院后，斯皮尔斯医生开车把狗送回了希瑟家。

这是他 22 年来第一次去希瑟家，他震惊地发现，希瑟的家人正兴高采烈、吵吵闹闹地聚在一起，完全没有意识到他们的女儿正处于自杀的危险中。

这使得斯皮尔斯医生产生了一个想法："这里对希瑟来说是适合生活的环境吗？这就是她之前所有的药物和心理治疗，包括心理动力学治疗都失败的原因吗？"

希瑟康复后，斯皮尔斯医生对她说了自己对她的家人的评价，他们显然对希瑟的健康情况缺乏兴趣。希瑟知道后回答说："他们一直都是这样，从不大惊小怪，一切都会自行解决，反正我总是最后一个被考虑到的。"

从他们相识以来，斯皮尔斯医生第一次意识到希瑟在家里的地位是多么低下，也看到她因为没有来自家庭成员的任何支持而感觉非常受伤。

通过在尼多疗法工作室学习到的经验，他确信会有一条适合希瑟的前进道路。当他与希瑟讨论她对过去生活的感受及待在家里的利弊时，她显得很沮丧。她回答说："我想离开家独自生活，但爸爸妈妈认为我现在应该照顾他们，因为他们年纪越来越大了。而且他们认为，对我来说一个人生活太有风险了。"

对斯皮尔斯医生来说，这似乎不是一个好的论点。尽管希瑟经常企图自杀，但她并不是没有能力照顾自己，她现在有了一个很好的机会可以尝试独立生活。

在一起研究各种选择之后，希瑟和斯皮尔斯医生决定，改善她心理健康的最好方法是离开家，去别的地方生活。这显然不符合希瑟家人的意愿，但似乎又是必须要做的一步。

他们和希瑟的父母讨论这个选择是对希瑟的一种治疗方式。这种适应的形式更适合希瑟，且并不意味着对这个家庭有任何批评。

离开家是一种治疗性的进步，但同时存在的风险是如果她独自一人，她可能会继续尝试自杀。不过治疗成功的机会更大，这个风险是值得冒的。

令人惊讶的是，她的家人都同意这个"尼多疗法环境策略"，只是需要确保希瑟不会从他们的生活中完全消失。希瑟很高兴地同意了这一点，因为尽管有这么多的问题，她仍然爱她的家人，并想在他们需要的时候给予他们支持。

做完这个决定之后，希瑟立刻感觉自己好多了。（这是一个好迹象——她做出了正确的决定。）但是现在仍然存在一些问题：她新住处的条件怎样？她能在新家养狗吗？她能挣到足够的钱养活自己吗？希瑟离开生活了一辈子的父母家，这种变化会大大加重她肩上的责任。

在斯皮尔斯医生的帮助下，她通过菲茨罗伊中心俱乐部，最终在力所能及的范围内找到了合适的住处，从父母家里搬走了她所有的个人物品，带走了她的狗，并且找到了一份兼职工作，这使她能够自给自足。

斯皮尔斯医生一直在她身边，这对她很有帮助，既证实了她的计划是可行的，又支持了她所做的决定。

菲茨罗伊中心俱乐部是与国际俱乐部发展中心有关联的众多组织之一，该中心主要致力于精神障碍患者的康复。几个月后，她搬了过去，这是她有生以来第一次独立生活。

九年后，希瑟恢复得非常好，对她自己和她所认识的人来说，她已经痊愈了。她兼职做家务帮佣（她对这个角色非常有经验，也很有同情心，她过去的经验在这里很有用）。她的父亲现在已经去世了，她经常回去看她的母亲，并且能够坚持自己的主张，而不是被胁迫去做她认为不必要的事情。她在当地教堂担任了重要角色，也有了很多朋友。

希瑟的经历是不寻常的。她已经完全克服了她的人格障碍——在她康复后，我见过她几次，我确信这是真的——而且她是在年纪很大之后才做到了这一点。在希瑟这个个案里，她需要尼多疗法，这可以被定义为辅助适应与接纳治疗（aided adaptive and acceptance therapy，AAAT）。我不认为她能够完全依靠自己来做这件事。

在我写这个案例的时候，我们刚刚走出新冠肺炎疫情的黑暗岁月。尽管这场劫难对人们的心理健康造成了损害，但它现在也提供给我们重新思考和调整自己生活的机会。在这种情况下，适应与接纳治疗变得更容易实施，因为我们习惯的环境已经被完全颠覆了，我们可以看到很多自己以前认为不可能的改变机会。

如果你想了解一个这样的例子，那么你可以阅读我最近出版的书《被斧攻击》（*Poleaxed*）[20] 中关于芭芭拉（Barbara）的故事。书中的芭芭拉是个年轻人，有很多 D 组人格特质——高度焦虑、缺乏自信，而且被专横的母亲控制。她得了战斧综合征（poleaxe syndrome）——患者因神经麻痹而昏倒，甚至摔跤——这是一种只影响焦虑人群的不明病毒性疾病，而且患者到最后几乎都会死亡。但随着病情的好转，她重新认识了自己，获得了自信，也不再害怕违背母亲及母亲所施加的束缚了。在经历了几次波折之后，她找到了正确的前进道路。她像希瑟一样适应了自己的人格。虽然芭芭拉是一个虚构人物，但我相信她也能代表很多类似的真实人物。

在本书开头我就解释了写这本书的主要原因，但那并不是唯一的原因。我之前参与过一项为期三十年的随访研究，二百多名研究对象都患有常见的精神障碍，主要特征是焦虑和抑郁。我第一次见到他们是在全科医生精神健康诊所，他们都是些有非常典型的心理健康问题的普通人，而且他们中相当多的人有人格困难或人格障碍。

三十年后，那些一开始就有人格问题的人通常并不比我第一次见他们时的情况要好。虽然他们接受了很多治疗，但是因为英国国家医疗服务体系（National Health Service, NHS）及世界上公共资助的服务机构往往都不关注被认为是轻微症状的人格困难，所以包括我在内的所有人都没特别关注过他们出现的人格问题。

所以我们现在做的这些还远远不够，我希望适应与接纳治疗可以被看作是一种对治疗人格障碍有益的方式。我自己也在对此进行测试，因为我刚刚担任了重建精神病学（Reconstructive Psychiatry）的顾问，参与建立了一项针对人格障碍的新服务。

本章内容小结

1. 人格是我们整体的一部分，我们不能假装它不存在，也不能假装它可以被这种或那种神奇的治疗方法抹去。

2. 随着年龄的增长，我们原本的人格会越来越突出。我们不再用装腔作势来给人留下深刻印象或博得同情，我们开始对外表下的内在自己感到更加舒适。

3. 接纳人格意味着强化你人格中的积极方面。这些就是前面提到的你的人格优势，但这些人格优势经常被遗忘在人格的消极因素中。

4. 如果你对某件事有强烈的感觉，并决心把它完成，那么强大有力和专注就是有价值的。

5. 一旦你经历了让你的生活偏离轨道的事情，无论是过去的创伤还是现在的灵魂摧毁式的打击，总有一天你会获得对这些问题进一步的干扰免疫，或者至少变得不那么敏感。

第七章

对人格障碍的探索不会结束

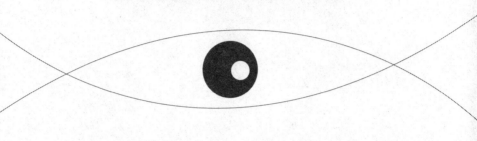

不用我说你也知道，这本书不可能快速地解决你存在的人格问题。我们倡导的"It's in your hands."可能也会困扰到一些人。在这里，我们面对的是一个长期存在的，且有时是非常令人不快的情况，但我仍然会说答案就是："方法在你手中。"

我这么说的意思是，**无论你对自己的问题多么困惑或不确定，你做出的决定都应该只属于你，且你必须为此负责。**

当然，这样的说法并不是绝对正确的，有一个例外情况，就是如果你有一定程度的智力障碍或相当程度的能力缺乏，那你可能需要一个关系亲近的顾问对你进行帮助。

新的开始

我的观点是：**适应是一种减少人格障碍影响的十分有效的方式。**无论你对我的这个观点有多怀疑，都不要害怕去测试它。试着回忆一下，在你的生活中，当你的人格困难（无论是轻微的还是严重的）有改善或完全不存在的时候，那时的你感觉有什么不同呢？这些环境能被重新创造或被最低程度地仿造吗？

问题的答案可以给你提供一些线索，告诉你现在可能需要做出哪些适应性调整。如果你可以引入其中任何一个调整，即使只是微小的调整，其结果也可以为你下一阶段的行动提供线索。

如果你有更严重的人格问题，尤其是那些与情绪调节异常有关的问题，你可能会非常怀疑自己在适应方面能做些什么，因为你的情绪变化似乎与环境无关。事实并非如此，请你阅读一下亚历山大·查普曼（Alexander Chapman）和金·格拉茨（Kim Gratz）关于边缘型人格障碍一书的第11

章和第 12 章 [21]，之后你就会发现，即使是很小的环境调整也能导致积极的变化，尤其是当你想自杀的时候。

协作

在心理学的诸多领域，特别是在人格障碍工作的领域中，协作（co-production）是一个新的流行语。它被用以相当夸张的语言来描述：

> 协作支持有生活经验的人讲述他们的故事，目的是在某种程度上尽可能减少象征性的参与或剥削的机会。此外，协作及它的方式，即强调人本身是有价值的，并将责任放在寻找价值上，而不是强调所有人都有缺陷。这些能支持那些有生活经验的人继续其整合自我的旅程。[22]

更为简单的说法是，协作是一种患者和医生之间的互惠互利的伙伴关系。

协作被应用在适应治疗中。实际上在尼多疗法中，除非患者完全接受，否则不会有任何改变发生。在该疗法中，有时需要有人来协助改变环境。

前面讲过，我的人格困难是缺乏耐心和易怒，如果我发现工作中的一位同事让我非常恼火，而且我想与他面谈以解决这一问题的话，我通常会找一位比我更机智、更懂人际策略的同事与我一起，让他来帮助我们顺利地进行讨论。这就是一种在面对人格困难时的协作方式，如果就我自己一个人的话，绝不会达成这样的结果。

人们对在人格障碍的干预中使用协作产生巨大兴趣的原因，仍需归结于对人格障碍的污名。如果因为被诊断患有人格障碍而剥夺了你认为自己原本应受到的关照，让你觉得自己是一个地位卑微的人，并且你在与健康专业人员的接触中感到受伤和被打击，那么在帮助你康复的过程中，赋予你更多的责任

因为人格障碍被污名化，所以在干预时使用协作手段就变得很重要，可以让人们感受到更多的关照。

将是很有价值的做法。但如果没有这种污名，更为正式的协作也就没有必要了。

所以，强调所有人都既有人格的健康部分，又有不健康的部分，对治疗是很有帮助的。有时，当我与别人发生争执时，有人会提醒我说："彼得·泰勒，你这样说话暴露了你的人格问题，你不是一个好榜样。"他说得很对。

协作的另一个元素是社会处方①（social prescribing）。近年来，整个英国国家医疗服务体系都引入了这一制度。**社会处方背后的理念本质上是"非医疗处方"，它的引入是为了提高卫生保健专业人员的作用。**一些愤世嫉俗的人认为，这只是为了满足日益增长的服务需求的一种廉价方法。但其实它有着巨大的潜力，特别是对那些有人格问题的人。

全科医生和所有"卫生保健提供者"可以快速将患者转介给联络员，联络员广泛搜索相关地区内的本地支持性

①　社会处方是指卫生专业人员，比如全科医生、护士、护理人员等将有健康问题的人介绍给非医疗机构。这些机构通常是由社区或志愿者组织的，内容包括学习园艺、厨艺、运动、艺术等，目的是满足患者个体化的实践、社交和情感需求。——译者注

团体及其活动。因此，当 D 组中的某个患者变得孤立、抑郁，失去自信时，就可以将他转介给社会处方专员（social prescriber），对他的生活和爱好进行非正式讨论。如果发现有一种与其现有的爱好相匹配的资源（如有一小块可供其耕种的菜园），那么社会处方专员就会让其与最近的农耕小组取得联系，一个新的（适应性）活动就这样产生了。

着眼长远

在我们的尼多疗法方案中，持续使用同一种原则（AAT 的适应性部分）超过二十年了。治疗时间最长的个体已经接受了二十六年的治疗。这种治疗方式绝不是持续性支持或积极地参与。只是在患者实现所期望的改变的道路上出现困难时，尼多疗法可以在必要的时候提供全面的建议。最重要的是在患者有需要时，他可以马上获得咨询。

通过赋予你关注自身人格发展的责任——方法在你手中——（治疗）必要的连续性就得以实现了。我知道这看起

来像是专业人员逃避责任的一种狡猾方式，但英国国家医疗
服务体系中的任何团体都不可能提供完整的连续性治疗（尼
多疗法是由慈善机构运作的）。

　　每隔一段时间，你就可以填写问卷 2，看看分数是否有变
化——大概率会有变化，但通常
是缓慢的——也要判断现在是不
是到了该做出你已经考虑多年的
重大适应性改变的时候了。

> 人格障碍的治疗大多会
延续很长时间，尼多疗法一
般会在患者出现困难时提供
必要的帮助和有用的建议。

　　所以，请你不要马上把这本
书扔掉。它可能会在你最意想不到的时候派上用场，我写的
一些此时让你感到极度愤怒的句子，可能在未来某天会突然
对你有崭新的意义。

　　**请再次记住，人格问题并不是某人独有的，而是我们每
个人都有的，即使我们认为它们是不存在的。**只要环顾四周，
我们到处都能看到人格问题，有些逗人发笑，有些令人讨厌，
有些让人害怕。这些问题不仅存在于人类身上，也存在于其
他动物身上，千万不要忽略或忽视它们。

我在本书开头引用了莎士比亚的一句话，现在我也将以他的一段话来作为本书的结尾，希望我在这段话中插入的有关人格障碍的描述不会弄巧成拙。

我的眼睛里充满泪水，我看不见任何东西，然而咸涩的泪水并没有使它们完全失明。它们可以在这里看到某种人格障碍。不，如果我把目光转到自己身上，我会发现自己和其他人一样都有人格障碍。

（Mine eyes are full of tears, I cannot see. And yet salt water blinds them not so much. But they can see a sort of personality disorder here. Nay, if I turn mine eyes upon myself. I find myself a personality disorder with the rest.）

本章内容小结

1. 无论你对自己的问题多么困惑或不确定，你做出的决定都应该只属于你，且你必须为此负责。

2. 适应是一种减少人格障碍影响的十分有效的方式。

3. 在心理学的诸多领域，特别是在人格障碍工作的领域中，协作是一个新的流行语。

4. 社会处方背后的理念本质上是"非医疗处方"，它的引入是为了提高卫生保健专业人员的作用。

5. 通过赋予你关注自身人格发展的责任——方法在你手中——（治疗）必要的连续性就得以实现了。

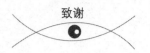

致谢

我要对下面这些人表达感谢。感谢史蒂夫·考特（Steve Cawte），他在我创作本书的各个阶段都给予了非常多的启发；感谢菲奥娜·马歇尔（Fiona Marshall），她最先鼓励我撰写这个主题；感谢罗斯·瓦茨（Ros Watts）、瑞秋·埃弗雷德（Rachel Evered）、康纳·达根（Conor Duggan）、彼得·卡特（Peter Carter）、杰德·博德曼（Jed Boardman），以及英国尼多（Nidus）基金理事会的其他成员对本书的支持和精彩评述；感谢世界卫生组织 ICD-11 人格障碍修订小组的所有成员，在他们的推动下，5 月 25 日成为国际人格谱系日，这也是本书的出版之日。最后，我还要感谢威立在线图书馆（Wiley Online Library）和《人格与心理健康》（*Personality and Mental Health*）杂志，允许我翻印其第 19 页上的问卷。

　　我还要感谢那些对我在人格障碍方面的某些"过时"观点进行过粗鲁无知的人身攻击的人，说他们粗鲁无知，主要是因为他们采用的是基于观点的证据，而非基于证据的观点。正是他们激发了我的斗志，让我想要通过本书向读者详细描述这五种人格类型（即无人格障碍、人格困难、轻度人格障碍、中度人格障碍和重度人格障碍）。最后，我要特别感谢和赞扬我的立陶宛好朋友戴纽斯·普拉斯（Dainius Pūras），他曾担任联合国人权事务高级专员办事处卫生健康权办公室的特别报告员，他说过这样一句话："**正义的力量和对人格障碍的接纳可以战胜偏见和恐惧的恶魔。**"

　　此外，我要感谢尼克·贝尼菲尔德（Nick Benefield）和雷克斯·黑格（Rex Haigh）允许我引用他们所总结的在"关系领域"中不同人格类型所处位置的表述。更多相关内容可参见他们在《有效地处理人格障碍》（*Working Effectively with 'Personality Disorder'*）中"人格障碍：关系领域的崩溃"一章的内容。

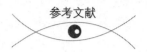

1. Peter Tyrer, Roger Mulder, Youl-Ri Kim & Mike Crawford (2019). The development of the ICD-11 classification of personality disorders: an amalgam of science, pragmatism and politics. *Annual Review of Clinical Psychology*, 15, 481-502. （这是一本关于人格谱系如何发展的书。）

2. Peter Tyrer (2018). *Taming the Beast Within:Shredding the Stereotypes of Personality Disorder.*Sheldon Press, London. （这本书中的一些文章受到了许多人的攻击，即使他们只看了封面和标题，从未认真读过这本书。）

3. Anthony Clare and Spike Milligan (1994).*Depression and How to Survive It*. Arrow, London. （这本书非常适合那些对斯

派克·米利根复杂的心理状况感兴趣的人。）

4. Geoffrey Reed and 40 others (2019). Innovations and changes in the ICD-11 classification of mental,behavioural and neurodevelopmental disorders.*World Psychiatry*, 18, 3-19. （该网站上的书对所有人开放，但对一些人来说，这些书可能会比较难理解。）

5. Peter Tyrer, Min Yang, Helen Tyrer & Mike Crawford (2021). Is social function a good proxy measure of personality disorder? *Personality and Mental Health (in press).* （里面有对问卷结果的解释。）

6. World Health Organisation. (2018). ICD-11, the 11th Revision of the International Classification of Diseases. Retrieved from https://icd.who.int/ （你可以在浏览器中输入上面的网址，对本书提到的任何人格词语进行搜索。）

7. Mark Haddon (2004). *The Curious Incident of the Dog in the Night-time.* Vintage, London.

8. Joanna Ramsden, Sharon Prince & Julia Blazdell

(eds) (2020). *Working Effectively with 'Personality Disorder': Contemporary and Critical Approaches to Clinical and Organisational Practice.* Pavilion, West Sussex.（这本书很好地描述了面对有人格问题的人，如何开发出新的方法来绕过目前提供服务时遇到的障碍。）

9. Peter Tyrer & Kenneth Silk (eds)(2008). *The Cambridge Textbook of Effective Treatments in Psychiatry.* Cambridge University Press,Cambridge.（这是一本非常厚的教科书，只有有钱人才买得起。）

10. Peter Tyrer, Sarah Mitchard, Caroline Methuen & Maja Ranger (2003). Treatment-rejecting and treatment-seeking personality disorders: Type R and Type S. *Journal of Personality Disorders,* 17, 265-270.（这篇期刊文章讲述了大多数人格障碍患者不向外界寻求帮助的原因。）

11. Paul Emmelkamp and Katharina Meyerbröker (2020). *Personality Disorders: a Modular Course, 2nd edition.* Routledge, London.（这本书里有对正确的诊断和治疗的全面说明。）

12. Joanna Moncrieff (2007). *The Myth of the Chemical Cure: A Critique of Psychiatric Drug Treatment.* Palgrave MacMillan, London.（一个药物评论家的好文章。）

13. National Institute for Health and Care Excellence (2009). *Borderline personality disorder: Recognition and management (NICE Clinical Guideline CG78).*Department of Health, London. ［英国国家医疗服务体系（NHS）的官方指南。］

14. David Nutt (2020). *Drugs Without the Hot Air:Making Sense of Legal and Illegal Drugs.* Cambridge,UIT.（这篇文章是对药物及其影响的直接描述，此外揭穿了一些过于荒谬的说法。）

15. Peter Tyrer, Robert Owen and Sheila Dawling (1983). Gradual withdrawal of diazepam after long-term therapy. *Lancet, 321,* 1402-1406.（长期服用苯二氮䓬类药物的人一般会慢慢停药，那些在戒断前就有人格问题的人在停药后可能会出现更多的症状。）

16. Rosalind Watts and four others (2017).

Patients' accounts of increase connectedness and acceptedness after psilocybin for treatment-resistant depression.*Journal of Humanistic Psychology*, 57, 520-564.（说明迷幻蘑菇中的药物也有可能帮助我们恢复健康。）

17. Mike Crawford and 18 others (2018). The clinical effectiveness and cost-effectiveness of lamotrigine in borderline personality disorder: A randomized placebo-controlled trial. *American Journal of Psychiatry,175,* 756-764.（一项大型实验表明，标准的心境稳定剂对边缘型人格障碍患者没有任何益处，安慰剂则与心境稳定剂的效果相同，且副作用更少。）

18. Peter Tyrer and Helen Tyrer (2018). *Harmonising the environment to the patient, 2*[nd] *edition*. Cambridge,Cambridge University Press.（这本书对神经疗法的原理进行了比较充分的解释和说明。）

19. Stella Gibbons (1932). *Cold Comfort Farm.* Now published by Aegitas, Toronto, in 2020.（这是一本很棒的书，有一系列令人难忘的角色，除了女主角，其他人都有一些人格问题。）

20. Peter Tyrer (2020). *Poleaxed.* Kibworth, Book Guild Ltd.（这是我的一本关于一种以前没人听说过的病毒的医学侦探小说，写于新冠肺炎疫情之前。）

21. Alexander Chapman and Kim Gratz (2018). *The Borderline Personality Disorder Survival Guide.*（这本书里有非常全面的对边缘型人格障碍的描述和有用提示。）

22. Melanie Ball (2020). Service User Involvement and Co-production in Personality Disorder Services: An Invitation to Transcend Re-Traumatising Power Politics. In: Joanna Ramsden, Sharon Prince & Julia Blazdell (eds) (2020). *Working Effectively with 'Personality Disorder: Contemporary and Critical Approaches to Clinical and Organisational Practice*, p.180.

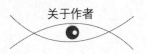

关于作者

彼得·泰勒（Peter Tyre）是伦敦帝国理工学院（Imperial College）社区精神病学的名誉教授，也是林肯郡合作伙伴NHS 信托基金会（Lincolnshire Partnership NHS Foundation Trust）的重建精神病学项目的顾问。他鲜明突出的人格优势和弱点可以用一件事情来体现：自 1964 年以来，他一直从事临床实践，接诊患有精神健康问题和人格障碍的患者，其间只请过一天病假（当时他因病无法说话）。是的，这也是一个弱点：在某些时候，他本应该休病假，但他没有。

他获封了很多荣誉称号，但由于普通读者对于这些荣誉称号可能不是特别感兴趣，所以这里没有详细列出。他还是注册慈善机构 NIDUS-UK 的主席，该机构致力于促进尼多疗法的发展，即在其他治疗方法失败时，及时对患者的精神疾病进行环境方面的调整。尼多疗法在处理人格障碍方面尤为有效。

对于书中所述概念的学术解释，读者可以参考本书作者和罗杰·穆尔德（Roger Mulder）于 2021 年出版的著作《人格障碍：从证据到理解》(*Personality Disorder:From Evidence to Understanding*)；该书由剑桥大学出版社出版。最后请注意，适应与接纳疗法、接纳与承诺疗法（acceptance and commitment therapy，ACT）除了接纳的基本原则相同外，没有任何其他关系。

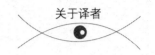

关于译者

仇剑崟：医学博士，主任医师，国际精神分析协会（IPA）认证精神分析师。国家精神疾病医学中心（上海市精神卫生中心）心理治疗学院院长，上海市精神卫生中心心理咨询与治疗部主任，中国心理卫生协会精神分析专委会主任委员，上海市心理卫生学会理事长。

蒋文晖：医学硕士，副主任医师，国际精神分析协会（IPA）认证精神分析师。上海市精神卫生中心心理咨询与治疗部副主任，中国心理卫生协会心理治疗与心理咨询专委会委员，上海市心理卫生学会理事。

王嫒：医学博士，心理治疗师。上海市精神卫生中心心理咨询与治疗部副主任医师，中国心理卫生协会精神分析专委会委员。

彭毅华：医学博士。上海市精神卫生中心心理咨询与治疗部精神动力性心理治疗师，国际精神分析协会（IPA）候选人。

李小平：应用心理学硕士。上海市精神卫生中心心理咨询与治疗部副主任心理治疗师，中国心理卫生协会精神分析专委会青年委员。